コロナ利権の真相

鳥集 徹＋特別取材班

宝島社新書

はじめに

2020年度からの3年間でコロナ対策に充てられた国家予算はおよそ104兆円にも上《のぼ》ることを、あなたは知っていただろうか。東日本大震災の復興予算が10年間で約32兆円だから、いかに巨額であるかがわかる。

未曽有のパンデミックなのだから、それくらいの巨費を投じても仕方ないと思う人がいるかもしれない。しかし、この予算の一部は自然災害などに備える「予備費」として計上されており、国会の審議を経ずに内閣が思うまま使えることになっている。事後的に国会に報告された予備費約12兆円のうち、約11兆円の正確な使途が不明という報道もあった。かなり好き勝手に税金が浪費されている実態があるのだ。

政府がどんなに国費を投じても海外に借金しているわけではないから、財政が破綻することはないという主張もある。だが、我々は今も東日本大震災での損失を埋めるために「復興特別税」を支払い続けている。コロナ予算104兆円のツケを、子どもたちや若者たちが背負うことにならないとも限らない。

そもそも、これだけの巨費をかけた成果が現れていると言えるだろうか。マスクやワクチンといった感染対策を続けているにもかかわらず、コロナが収息する兆しはいまだ見えない。それどころか第7波では、日本の新規感染者数は世界最高を数えるまでになり、いまだに「医療逼迫」が叫ばれている。

そこで、どのように104兆円ものお金が使われたのか、複雑なお金の流れを解明し、その全体像を描き出すべく、特別取材班を組んで調査・取材した。それによって見えてきたのが、巨大な「コロナ利権」とも言える構図だった。

湯水のようにお金を使い続ければ、日本という国の存立すら脅かされるかもしれない。その現実から目をそらさず、読者も真剣に考えていただきたい。

2022年12月11日

鳥集 徹

目次

カバー・帯デザイン／bookwall
本文DTP／一條麻耶子

第一章　医師が語ったワクチン特需の裏側

ワクチン接種対策予算は単年で約7700億円

「私の友人の医師の話ですが、アルバイトでだいぶ稼いだと聞きました。東京、千葉、茨城に開設された接種数一日1000人規模の集団接種会場でリーダーを務めたそうです。報酬は一日12万円から、高いところで18万円。週に2、3回程度（月に10回あまり）の頻度で、額で言うと1カ月で約150万円。2021年の8月頃から3カ月ほど続けて、トータルで約450万円稼いだそうです」（東京都内で外科クリニック院長を務める医師の証言）

これが「アルバイト」と呼ばれる仕事の報酬だ。一般にアルバイトと呼ばれる仕事の時給は1000円程度、日給にすると8000円から1万円ほどだろう。医師たちは接種者に対する問診や注射だけで、その10～20倍にもなる金額を稼いだことになる。

2021年2月、医療従事者を皮切りに新型コロナワクチンの接種が始まり、4月からは自治体が設けた集団接種会場や病院、診療所（クリニック）などで、高齢者などから順に一般への接種がスタートした。

接種率が7割から8割に到達すれば、集団免疫が獲得され、コロナ禍は収息すると期待された。その目標を達成するため、菅義偉《すがよしひで》政権（当時）は「一日100万回接種」を掲げ、河野《こうの》太郎初代ワクチン接種推進担当大臣（当時）の強力なリーダーシップの下、ワクチン接種を加速させた。その目標を達成するには、当然、問診や接種の担い手となる医師・看護師をはじめとする医療従事者を駆り集める必要があった。言葉は悪いが、そのための「エサ」となったのが、高額な報酬だ。

ワクチン接種に携わると、どれくらいのお金が降ってきたのか。政府が決めた支援金の支払い基準は次のとおりだ。

ワクチン接種の費用は当初、全国一律で接種1回目、2回目とも一回当たりの単価が2070円（予診費用1540円、事務費180円、接種費用350円）と決められていた。これには、国から供給されるワクチン代そのものは含まれない。

自治体が接種会場で集団的に接種を実施する場合も、医療従事者や誘導のための人員、接種会場の確保、接種に要する器具等の確保の経費を、2070円／回を上限として国が負担すると定められていた。これに、時間外730円、休日2130

円の加算が付いた（さらに6歳未満の接種に660円の加算も追加）。

これらの財源として、令和2年度（2020年度）三次補正予算等で「ワクチン接種対策費負担金（接種の費用）」として4319億円、さらに「ワクチン接種体制確保事業（自治体における実施体制の費用）」として3439億円が充てられた。

これらに加え、令和3年（2021年）5月からは「新型コロナウイルス感染症緊急包括支援交付金」として、個別接種促進のための追加支援策が実施された。具体的には、診療所や病院における接種回数の底上げとして、週100回以上の接種を2021年7月末までに4週間以上行う場合は一回につき2000円、同じく週150回以上だと3000円が加算されることとなった。

また、接種施設数を増やす対策として、医療機関が一日50回以上のまとまった接種を行った場合は、一日10万円が交付される対策が打ち出された（週100回および150回以上で付く加算とは重複不可）。

さらに、自治体の集団接種に対しては、大規模接種会場の設置等に必要な費用を補助するとともに、時間外・休日の医療機関の集団接種会場への医師・看護師等の派遣について、派遣元へ医師一人1時間当たり7550円、看護師一人1時間当たり2760円の財政支援が実施された。

これらのワクチン接種促進のための支援策は、令和4年度（2022年度）末まで実施されることになっている。

1週間100回以上×4週間で最低でも160万円以上の増収

接種事業に参加すると、実際にどれくらいのお金を得ることができるのか。たとえば、一般のクリニックが接種したケースを考えてみよう。週に100回ワクチン接種を行ったとすると20万7000円／週の収入となる。これを4週間続けると加算がつき、162万8000円（2070円×100回×4週＋2000円×100回×4週）となる。さらに、週に150回を4週続けた場合には、304万2000円（2070円×150回×4週＋3000円×150回×4週）となる。

このように、打てば打つほど儲かる仕組みになっているのだ。いとう王子神谷内科外科クリニック（東京都北区）院長の伊藤博道医師が、その実態を明かしてくれた。

「ワクチンは健康な方に打つものですので、発熱外来と違って病院の評判を保つことができるし、何より患者さんからも喜ばれる。だから、多くのクリニックが打ちたがり、接種が解禁された当初は、競うようにクリニックがワクチンの発注をかけました。ワクチン納品数の差による不公平感、利害関係のトラブルを回避するためか、その後、ワクチンが平等に配給されることになり、入院施設のないクリニックは、大小にかかわらず一軒当たりに配給されるワクチンの本数が一律とされました。その決められた本数が不定期でクリニックに届くので、こちらがもっとワクチンを打ちたくても思ったように入荷できず、キャンセル待ちが続出していたという実情でした。

当院の経営は、発熱外来とＰＣＲ検査による手厚い診療報酬（当時）と行政からの補助金のおかげで持ち直していたので、ワクチンで儲けるつもりはまったくありませんでしたが、当院に来ることで支えてくださっている患者さんへの恩返しだと考えて、打てる本数は余すことなく効率よく打てるように工夫しました。そして結果として、週当たりの接種数をある程度維持して継続することは、評価として補助金の額面に反映されることとなりました。配給の本数を考えると、1週間に150回以上はとても打てない。しかし、週に100回以上を4週間以上は自然と達成するため、いつしか2000円の補助金を意識しつつ、毎日の摂取量を調整していました」

1週間100回以上の接種を4週間続ければ、最低でも160万円以上の増収となる。パンデミックが始まってから、病院も診療所も、コロナ感染を怖がる患者が通院をやめてしまう「受診控え」で苦しい経営を強いられていた。そんな状況にあった医療機関にとって、ワクチン接種によって降ってきたお金が、傾きかけた経営再建の助けになったのは間違いないだろう。

フリーター医師が荒稼ぎ「ワクチン長者が生まれた」

自治体の集団接種会場の場合はどうか。たとえば、一日1000人規模の接種会場の場合、一日の収入は207万円となる。それが1カ月続けば、約6210万円だ。さらに時間外や休日の加算、医師、看護師の人件費に対する財政支援が付けば、1カ月で1億円にはなっただろう。これにさらに、政府からの集団接種会場設置の補助金まで加わった。

第二章で詳述するが、自治体の集団接種会場は大手旅行会社をはじめとする民間企業が数千万から数十億円で受託し、運営・管理を担うケースが多かった。自治体は接種回数に応じて得られる補助金から、委託先に支払う管理・運営費を捻出できたわけだ。自治体から受託した民間企業側も、そこから医師や看護師、派遣バイトなどに支払う人件費や会場設営費等を賄うことができた。

こうして政府から降ってきた巨額の財政支援のおかげで、ワクチンバイトに携わった医師、看護師たちも潤ったのだ。

1カ月150万、3カ月で450万にもなるアルバイトの報酬は、医師から見て妥当な額だったのだろうか。前出の伊藤医師が話す。

「一日12万~18万円という金額は、十二分な額だと言えます。内科外来のバイト代の相場は半日で4万円くらいです。内視鏡を使ってポリープを切除するような専門技術が必要とされるバイトでも、半日で5万円ほど。これでも、もらえているほうですから、ワクチンバイトは相当いいと言えるでしょう」

長尾クリニック（兵庫県尼崎市）の名誉院長を務める長尾和宏医師もこう話す。

「現在（2022年10月）は、医師のワクチンバイト代は落ち着いてきましたが、ピークだった昨年は特定の医療機関に所属しないフリーター医師が荒稼ぎし、『ワクチン長者が生まれた』と聞きました。通常の医者のバイト代の2倍以上はもらえますからね」

しかし、荒稼ぎできた医師ばかりではなかったようだ。ワクチンバイトを通して、延べ5000人以上の問診を行ったという内科の吉田正孝医師（仮名）のバイト代は、日給6万～10万円ほどだったという。

「私の場合は、医師の人材派遣会社に斡旋してもらいました。最近は派遣会社も多く、会社やワクチン会場により待遇も異なるので、諸々の条件を比較して選びました。我々医師の立場からすると、どうもブラックな派遣会社やクリニック、大学機関があるように思えてなりません。いわゆる『中抜き』というやつです。同じような業務内容でも、かたや一日10万円であったり、別の派遣会社では6万円、個人クリニックに応援の場合は一日4万円とか。大学での接種の手伝いに至っては、日給5００円前後のアルバイトまであった。医師からしても意味不明で、何がどうなっているのか不透明でよくわからないのが正直なところです」

不測の事態に対応できる医師、看護師が待機していたのか

それに、仕事の内容から考えても、日給6万〜10万円というのは、決して高いとは言えないと吉田医師は話す。

「医師の待遇に関して問題にされることもありますが、それなりに高度かつ豊富な知識を要求されるケースもあるので、私は相応ではないかと考えています。多くの薬剤のことをある程度知らないと患者さんの状態の把握ができません。ジェネリックを含めさまざまな薬剤についても相談されますので、ワクチンや免疫の基礎知識も備えていないといけません。また、ワクチン会場では、接種前後に倒れる人もいるので、救急医療のスキルも求められます。ワクチン接種後の特殊な状況下で、救

急の知識や判断が必要とされますので、やはりそれ相応の妥当な待遇であると考えます」

たしかに、救急の知識や判断は必要だろう。2022年11月5日、愛知県愛西市《あいさい》の集団接種会場で、オミクロン対応ワクチン（BA・5及び武漢型対応の2価ワクチン）の接種を受けた42歳の女性が接種後5分で息苦さを訴え、血の混じった嘔吐とともに一時呼吸停止。救急搬送されたものの接種から約1時間半後に急性心不全で死亡する事例があった。

夫がアナフィラキシー（急性アレルギー）の可能性を訴え、市に確認したところ、「医師が看護師に注射を指示したものの、血管が見つけられなかった」と説明されたという（読売新聞オンライン「ワクチン接種直後、血混じる嘔吐と呼吸停止…アナフィラキシー対処の注射打たぬまま死亡」2022年11月13日）。

これに対してSNS上では、「アナフィラキシーが起こっても対応できると厚労省がQ＆Aで説明しているのに、それができなかったのは問題だ」「この女性はもともと基礎疾患があり、たまたま心筋梗塞を起こしたのではないか」など、さまざまな指摘があった。

だが、いずれにせよ新型コロナワクチンの接種では、アナフィラキシー、起立性調節障害（注射の恐怖や痛みに対する神経の反射で失神などを起こす）、その他の急激な反応が起こり得ると、以前から指摘されてきた。

「一日に1人か2人は接種後の待機場所で倒れる人や、待機場所で体調が悪くなる人がいました。会場の近くには救急車が待機しており、倒れた人が病院へ搬送されることも少なくありませんでした」という証言もある（集団接種会場に受付のアルバイトとして派遣されていた女性）。それだけに、そのような不測の事態が起こったときに、対応できる医師、看護師が必要だろう。

ところが、このような実態もあったという。集団接種会場で働いていたこの女性が続ける。

「私が派遣された集団接種会場では、地元の医師会に所属している医師が持ち回りで勤務していました。しかし、ほとんどがあまり評判のよくない、患者の少ない開業医だったようで、繁盛している医院の開業医は来ていませんでした。パートで働いている看護師のなかには『ワクチンバイトのほうがお金になる』という理由で勤務先を休んだり辞めたりしていた方も多く、なかには、ワクチンバイト限定で現場復帰した休業中の看護師（元看護師）もいました」

本当に不測の事態に対応できる医師、看護師が待機していたのか、検証する必要もあるのではないだろうか。

インフルエンザワクチンの倍以上のお金が

2回接種で終わるとされていたはずのワクチンだが、3回目、4回目とブースター接種が繰り返され、さらに2022年9月からはオミクロン株対応なるワクチンの接種も始まった。だが、強い副反応を経験したり、効果に疑問を持つ人が増えたためか、政府の思うようには接種率は上がっていない。

そんななか、2022年11月、財務省が「社会保障」というレポートを公表した。コロナをはじめ、こども・子育て、医療、介護、雇用、生活保護の現況を示すデータや税金の使い方について財務省が見解を示したもので、冒頭に「総論（ウィズコロナへの移行と全世代型への制度改革)」という項目が立てられている。その中に「新型コロナワクチンの接種費用の支援の在り方」という項目があり、次のような文言が書かれている。

「昨夏(筆者注:2021年の夏)は、多くの国民を対象に短期間で1・2回目の接種を行う必要があったこと、接種体制を急速に拡大する必要があったことから、異例の対応を行い多額の予算を投入。

また、①基礎単価2070円以外に時間外、休日加算、②接種体制補助金を活用した事務費等への追加支援、③診療所等における個別接種については接種回数に応じた加算を行っており、接種単価は最大1万円を超える場合もある」

つまり、当初は異例の対応として多額の予算を投入することに妥当性があったもののの、財政支援を大盤振る舞いしたために、接種単価が高くなりすぎたのではないかという指摘だ。

詳しく内容を見てみよう。レポートによると、2021年度だけでワクチン接種にトータル2兆3396億円もの国費が使われた。内訳は、ワクチン代が7000

億円、接種費用（医療機関）が6558億円、接種体制確保（自治体、医療機関）が7342億円、接種促進（医療機関等）が2496億円だ。

そして、一回当たりの接種費用として、ワクチン代が2725円、接種費用（予診、事務費、接種費用）が2070円、これに時間外730円、休日2130円、小児660円の加算が付く。さらに接種体制確保に300〜4000円、接種促進（接種回数に応じたインセンティブ）として2000円または3000円が追加加算される。これらを足し上げて、「接種単価は最大1万円を超える場合もある」と財務省は指摘しているわけだ。

一方、その比較対象として挙げられている季節性インフルエンザワクチンの場合は、ワクチン代が1400円、基礎（予診、事務費、接種費用）が3380円、合計で4780円が単価となる。つまり、新型コロナワクチンの接種には、インフルエンザワクチンの倍以上のお金がかかっているのだ。

財務省が「人件費単価について上限を設けるべき」

　また、財務省のレポートは「接種体制確保補助金」についても、次のような指摘をしている。

「補助対象経費の範囲について何ら制限を設けておらず、医師等の人件費単価を上乗せする場合にも上限が設定されていない」

「その結果、一部の地域で医師の獲得競争が激化し、通常の委託単価（東京都：医師7550円、看護師2760円、事務員1560円）の3倍を超える事例が報じられている」

「さらに、通常の2070円に加えて回数あたり数千円の上乗せをしている自治体もあることから、人口一人当たりの補助金使用額に大きな差が生じている事例がある（最大は最小の約24倍）」

　具体的な例として、財務省のレポートは新聞記事を引用して、次のような事例を挙げている。県内に5カ所の大規模接種会場を設ける予定だった茨城県は、派遣会社などを通して医療人材を確保する方針で、医師の時給を2万～2万5000円と見込んでいた。ワクチンの供給が増えた結果、接種にあたる人材の獲得競争が激化。「医師などの取り合い」となり、首都圏平均の相場約1万5000円より割高になっていたという（読売新聞オンライン「接種担当の医師、時給3万円も…県『取り合いになっている』」2021年6月12日）。

また、北海道釧路市は大規模接種のため6月下旬から7月上旬の平日10日間を対象に日給17万5000円で医師を募集し、15日までに定員7人を確保した。日給に加え、宿泊費や交通費もすべて国からの補助金で賄っていたという（産経新聞「ワクチン接種、日当17万円で医師確保　釧路市」2021年6月15日）。

こうした人件費や会場設営費など個別項目の費目を、厚生労働省は詳細に分析せずに通していた。つまり、人材の取り合いのため高騰した人件費の分を、簡単に補助金で賄えた実態があったのだ（北海道新聞〈共同通信配信〉「ワクチン接種『1年』国費5・2兆円　五輪の3倍　重症化対策に移行」2022年6月8日）。

こうした事例を挙げて、財務省のレポートは「自治体毎に補助の上乗せを行うと医師等の人件費が高騰することから、人件費単価について上限を設けるべきではないか。また、その他の経費についても、使途を明らかにした上で、効率化を行うべきではないか」と指摘している。当然のことだろう。

ワクチン接種の継続は国を挙げての自殺行為

そもそも、ワクチン接種を促進するために、これほどの巨費を投じる意味があったのだろうか。前出の長尾医師はこのワクチンの安全性や有効性に疑問を感じ、2回目までで接種を中止した。

「当院では、新型コロナの流行初期から、発熱外来で来た患者さんの診察や自宅療養する患者さんへの訪問診療を続けてきました。2回目までは、当院でもワクチン接種を実施していたのですが、打っても打っても感染者が増え続ける。私は実際に4回ワクチンを打って、4回コロナに罹《かか》ったという患者さんを診てますからね。3回目からは、すっぱり接種をやめてしまいました」（長尾医師）

長尾医師が指摘するように、このワクチンに新型コロナの感染拡大を抑止する効果がないことは、もはや誰の眼にも明らかだろう。にもかかわらず、いまだに政府は「周りのため、自分のため」と言って、ワクチン接種を繰り返している。2022年9月からはオミクロン株対応ワクチンの追加接種も始まった。多い人は5回目の接種となる。そのたびに、巨額の国費が投じられているのだ。

感染予防効果に乏しいワクチンを接種し続ける意義がどこにあるのかという批判をかわすためか、政府や専門家は「重症化やコロナ後遺症を防ぐため」という理由も強調している。しかし、ワクチン接種がスタートした2021年は、最終的に前年比で6万7000人以上も国内の死者が増加した。さらに、2022年もすでに7月の段階で、前年比で5万2000人以上も死者が増加している（厚労省 人口動態統計）。ワクチンに重症化予防効果があるのなら死者が減ってもおかしくないはずなのに、むしろ打ち始めて死者が増えるという不可解な現象が起こっているのだ。長尾医師が続ける。

「国内のワクチン接種後の副反応疑い（主に重篤なケースが報告される）はおよそ2万5892件、死亡事例は1908件報告されています（2022年11月11日厚労省「新型コロナワクチンの副反応疑い報告について」）。胸痛、呼吸苦、ブレインフォグ、めまい、頭痛、発熱、倦怠感《けんたいかん》、筋力低下、歩行障害、末梢神経障害等々、ワクチン接種後の体調不良に悩む人が、私のクリニックにも200人近く通っています。それに、接種後に希少難病であるヤコブ病を確定診断され、認知機能が低下して寝たきりになった患者さんも3人診ている。でも、厚労省は頑としてワクチンとの因果関係を認めません。

〝アベノマスク〟のように、ワクチンが単なる無駄遣いならまだいいですよ。しかし、実際には、ワクチン接種によって後遺症に苦しむ患者さんや死者まで生み出されている。当然、後遺症の患者さんの医療費だってかかる。ワクチン接種に投じたお金だけでは済まない代償を支払っているんです。私には、国を挙げての自殺行為にしか見えません」

沈黙する医師たち

実は、国内の各医学会でも、ワクチン接種に関連して重篤《じゅうとく》な病気を発症した、病気が増悪したといった症例報告が相次いでおり、2021年12月から2022年9

月までの間に少なくとも300件以上の演題が上がっている（全国有志医師の会ホームページの「ワクチンを打った後に発病した病気（国内医学会で報告されたもの）」→「学会、疾患、報告者の詳しい情報はこちら」のバナーをクリックすれば、症例報告の演題の一覧を見ることができる）。

にもかかわらず、主流の医学会や医師会から、このワクチンの中止を求める声が聞こえない。どうしてなのか。

「医療従事者はワクチンを打った回数が多いほど、お金がもらえる仕組みになっています。さらに、ワクチン接種を受ける国民に対しても、政府は全国旅行支援など特典が受けられるキャンペーンを大々的に展開していますよね。打つほうにも打たれるほうにも金をばら撒き黙らせておいて、とにかくワクチンを打ちまくろうという算段でしょう」（長尾医師）

ワクチンバイトで稼いだ医師ほど、ワクチンの暗部を認めたくない心理が働くだろう。本来なら、厳しく非難されても致し方ない金の使い方だが、まんまとエサにつられた医師たちのおかげで、今のところ政府は口封じに成功しているようである。

COLUMN①

異次元！「コロナ予算」104兆円の衝撃

東日本大震災の復興予算は10年間の総額が32兆円

新型コロナウイルスの感染拡大が始まってから2年半以上が過ぎた。世界的なパンデミックによって、緊急事態宣言の発令や飲食店の時短営業および休業、人々の行動制限など過去に例のない事態が相次いだ。

未曽有の危機を迎えた日本は、国民の命と暮らしを守るためにスピード感のある感染対策や経済対策を迫られた。その結果として、多額の税金が「コロナ予算」としてつぎ込まれた。むろん、適切な使い方によって救われた人や事業者は多かったはずで、感染対策においても潤沢な予算は大いに役に立っただろう。だが、社会も政治も混乱した状況で、ある意味ではドサクサ紛れに組まれてしまった「コロナ予算」の規模は本当に適切だったのだろうか。「コロナ予算」の検証が始まったことで不適切な使い道が次々と指摘されており、信じがたいほどの巨額の「ムダ金」が使われた可能性が高まっている。

では、我々の血税からどれほどの額が「コロナ予算」に使われたのだろうか。

新型コロナウイルス感染症の流行が本格化した2020年、緊急事態宣言が全国に拡大してから約半月後の4月30日に令和2年度第一次補正予算が成立し、新型コロナウイルス感染症緊急経済対策関係経費として約25兆6000億円が計上された。内訳としては、雇用の維持と事業の継続に約19兆5000億円、感染拡大防止策と医療提供体制の整備および治療薬の開発に約1兆8000億円、官民を挙げた経済活動の回復に約1兆8000億円、対策予備費に約1兆5000億円、強靭な経済構造の構築という名目で約9000億円などとなった。

それからわずか約1カ月半後の6月12日には、第二次補正予算として約31兆8000億円のコロナ予算が組まれた。経済活動の停滞で打撃を受けた中小企業などへの資金繰り対応の強化に約11兆6000億円、今後の第2波・第3波に対応するための感染症対策予備費に約10兆円、地方創生臨時交付金の拡充や持続化給付金の対応強化のための対策費として約4兆7000円、医療提供体制等の強化に約3兆円、中小企業や小規模事業者の固定費軽減のための家賃支援給付金の創設に約2兆円、雇用調整助成金の拡充等に約4000億円といった構成になっている。

さらに、翌2021年1月末には第三次補正予算が成立した。新型コロナ感染症の拡大防止策の予算として組まれたのは約4兆4000億円。病床や宿泊療養施設の確保などを主体とした医療提供体制の確保と医療機関等への支援として約1兆6000億円、新型コロナウイルスワクチンの接種体制の整備や検査体制の充実などに約8000億円、感染症対応を目的とする地方創生臨時交付金などを中心にした「知見に基づく感染防止対策の徹底」との名目で約1兆7000億円といった内訳だった。さらに「ポストコロナに向けた経済構造の転換・好循環の実現」として約11兆7000億円が計上された。これは、地域・社会・雇用における民需主導の好循環の実現として約6兆5000億円、経済構造の転換・イノベーション等による生産性向上として約2兆4000億円、デジタル改革・グリーン社会の実現としてカーボンニュートラル技術の開発支援やマイナンバーカードの普及促進、地方団体のデジタル化支援などに約2兆8000億円などといった内容だった。合計すると、第三次補正予算のコロナ予算は約16兆1000億円に上る。

令和2年度（2020年度）だけで3度の補正予算が組まれ、その合計は約73兆5000億円となる。これに第三次補正予算の「防災・減災、国土強靭化の推進など安全・

安心の確保」のための予算約3兆1000億円などを加え、令和2年度のコロナ予算は総額約77兆円と算出される場合もある（「NHKスペシャル」のデータなど）。

2011年3月に発生した東日本大震災の復興予算は、約10年間の総額が約32兆円（東京電力への求償対象経費と復興債償還費等を除く）となっている。コロナ予算はたった1年間の補正予算で、その倍以上となってしまったのだ。もちろん、コロナ予算はワクチン接種や感染対策、個人から企業まで含めた経済対策、地方への支援など使い道は多岐にわたるので、想定以上に額が膨らんでしまうのも理解できなくはない。

しかし、前述した東日本大震災の復興予算との比較でもわかるように、1年で70兆円以上の予算が組まれるのは異次元の規模であり、やはり「異常」と言っても過言ではないだろう。

国民一人当たりの負担は約82万円

2021年3月には、総額約106兆6000億円の令和3年度予算が成立し、新型コロナ対策の予備費として5兆円が計上された。

同年12月には、令和3年度補正予算が成立。新型コロナ対策関連の予算総額は約20兆

4000億円となった。新型コロナ拡大防止策としては約18兆6000億円の予算が組まれ、病床確保やワクチン接種体制の整備、治療薬の確保、時短要請等に応じた飲食店などへの協力金、雇用保険財政の安定などに充てられた。住民税非課税世帯への現金給付、緊急小口支援等の特例貸付、売り上げが減った中小企業への最大250万円の「事業復活支援金」なども盛り込まれた。さらに、ワクチン・治療薬の研究開発や生産体制の整備、新Go Toトラベル事業、予約不要の無料検査の拡大を軸にする「ウィズコロナ下での社会経済活動の再開と次なる危機への備え」の予算として、約1兆8000億円が計上されている。

令和4年度(2022年度)予算でも、5兆円の新型コロナ感染症対策予備費が確保された。2022年9月には、そのうち約3兆5000億円が新型コロナおよび原油価格の高騰・物価高への対策費として使われることが決定した。

これまでの「コロナ予算」をざっと合算すると、総額は約104兆円に上る。これは令和2年度の「コロナ予算」の総計を73兆5000億円とした場合の金額だが、第三次補正予算の「防災・減災、国土強靭化の推進など安全・安心の確保」のための予算、約3兆1000億円などを加えると、総額が約107兆円となる。2年半ほどの間に、単

【コロナ予算概要】

2020年度（令和2年度）	第一次補正予算	25.6兆円
	第二次補正予算	31.8兆円
	第三次補正予算	16.1兆円（19.2兆円）
	計	**73.5兆円（76.6兆円）**
2021年度（令和3年度）	本予算予備費	5兆円
	補正予算	20.4兆円
	計	**25.4兆円**
2022年度（令和4年度）	本予算予備費	5兆円
	計	**5兆円**
合計		**103.9兆円（107兆円）**

※（　）は、「防災・減災、国土強靱化の推進など安全・安心の確保」のための予算、約3兆1000億円などを含む場合

年度の国家予算に匹敵するほどの税金が「コロナ対策」名目の予算に化けたのだ。

もはや天文学的な数字で実感が湧きづらいレベルの規模だ。リアリティを少しでも感じられるように現実的な数字に変えてみよう。2020年に実施された国勢調査によると、我が国の総人口は1億2614万6099人。「コロナ予算」の総額約104兆円を人口で割ると、国民一人当たりの負担は約82万円となる。赤ちゃんから学生、社会人、定年退職したご年配の方まで、あらゆる国民が約2年半の間に「コロナ予算」として82万円を負担したのだ。そう考えると、新型コロナ関連予算の規模が前代未聞であったことが改めて実感できるので

はないだろうか。

使い切れず「不要」となった予算が6兆円超

もちろん、いかに巨額の予算であってもそれをすべて適切に使っているのなら何の問題もない。だが、本書でもさまざまな視点から指摘しているように「ムダ遣い」「不適切」とみられている使い道は数え切れないほどある。また、あまりに予算が巨額すぎて「持て余した」という事態も起きていたとみられている。財務省が発表した令和3年度決算によると、本予算や補正予算で計上した約22兆4000億円が次年度に繰り越された。低金利下で使い残した国債費を含め、使い切れずに「不用」となった予算は過去最大の6兆円超となっている。2021年10月の総選挙で自民党は経済対策を公約としたため、緊急性の低い事業も予算に数多く組み込まれてしまったことなどが影響したと指摘されている。政府が国民や企業へのアピールとして「やってる感」を出すために規模ありきの予算が組まれ、実際の執行までは考えが回っていなかったと言える。

コロナ関連予算でどれほど「使い切れなかった予算」があったのかは不明だが、大規模な予算の持て余しまで起きたことを考えれば、かなりずさんなものだったと容易に想像できるだろう。

そうした持て余しをなくすために政府が強引に予算を使おうとすれば、大した成果もなく運用停止になった新型コロナウイルス接触確認アプリ「ＣＯＣＯＡ（ココア）」や、全国に配られて物議を醸した「アベノマスク」などといった、珍事業が繰り返されかねない。当然、予算の使い道を探している政府にすり寄り、甘い蜜を吸おうとする企業や怪しげな人物も無数に現れることだろう。そうなれば、もはや誰を救うための予算なのかわからない。約１０４兆円が我々の血税であることを踏まえれば、深く考えもせずに巨額の予算をじゃぶじゃぶと湯水のように使うなど、とても看過できることではない。

莫大な予算が日本のさらなる没落につながる⁉

そればかりか、コロナ対策に莫大な予算をつぎ込んだことが日本のさらなる没落につながるとの指摘も上がり始めている。支援金によって潤った結果として新型コロナ患者の受け入れを拒否するようになった病院や、必要以上の支援金・協力金を受け取っていた小規模飲食店、無料ＰＣＲ検査事業で荒稼ぎしているとされる企業など、「コロナ予算」で儲けた人たちもたくさんいる。しかし、そうした不適切とも言えるお金の流れは壮大なツケとなって国民に返ってくる。「コロナ予算」にお金を回しすぎ、本当の意味での経済対策や国際的な競争力の強化、次世代の技術開発などに十分な資金が行き渡らなかったことで、今以上に諸外国に遅れをとる状況になるとみられているのだ。

それでも巨額予算をつぎ込んだコロナ対策によって国民の命と暮らしが守られ、少しでも幸福になるならいい。だが、実際は海外に比べて過剰とも言える対策で若い世代は大きな犠牲を払うことになった。大学はオンライン授業が増加し、せっかく入学しても「友達が一人もできない」「チームワークで課題を解決する経験ができない」などといった問題が生まれ、将来的に日本経済にとっての大きな損失になるとの指摘がある。また、男女の出会いが減って婚姻数の減少につながり、少子高齢化の進行が早まることも確実となった。一方、高齢者はコロナ対策によって多くの命が守られたといわれているが、ステイホームが習慣化したことで足腰が弱ってしまった人が増加し、これから健康寿命が縮んでいくと危惧されている。

史上稀に見る大浪費が日本にどれほどのすさまじい苦境をもたらすことになるのか。いずれにしても、100兆円超の「コロナ予算」の使い道、そして政府や関係各所の責任については、徹底的に検証されるべきだろう。

第二章　ワクチン接種が〝神風〟となった大手旅行会社

コロナ禍の2年間で35兆円の売上が消えた

ワクチン接種で潤ったのは、医師や看護師だけではない。旅行会社もその恩恵にあずかったことをご存じだろうか。

２０２０年4月から断続的に発令・延長された緊急事態宣言やまん延防止等重点措置によって、旅行業界は大きなダメージを受けた。県境を越えた移動や海外への渡航、外国人の入国が制限され、旅行業界にとって大きな稼ぎとなる修学旅行も軒並み中止となった。

同年秋には、コロナ自粛によって追い込まれた旅行業や飲食業の救済策として、Ｇｏ Ｔｏトラベルやオ Ｇｏ Ｔｏイートなどからなる。「Ｇｏ Ｔｏキャンペーン」が展開された。ところが、明確なエビデンスはないにもかかわらず、Ｇｏ Ｔｏトラベルが感染拡大の元凶であるかのように野党やマスコミのやり玉に挙げられ、このキャンペーンは年末に一時停止となった。

翌２０２１年は、コロナによって1年延期となっていた東京オリンピック（7月23日～8月8日）が、旅行業にとっても復興の起爆剤として期待された。首都圏では海外からの旅行客を当て込んだ新規宿泊施設の開業や、老舗ホテルのリニューアルオープンが相次いだ。ところが、感染拡大を心配する声に押されて、入国制限は解かれなかった。それどころか東京オリンピックは無観客で行われることが決まり、国内の旅行需要も喚起されることなく終わった。

この厳しい状況が、数字にも見事に表れている。2021年6月に観光庁が公表した「令和3年版観光白書について（概要版）」によると、2019年、日本を訪れた外国人旅行者は3188万人と過去最高を記録していた。ところが、コロナ禍が始まった2020年は412万人と、前年比で87・1％も減少した。

日本人の旅行も同様で、2019年の宿泊と日帰りを合わせた国内旅行延べ人数は5億8710万人だったのが、2020年は2億9341万人と前年に比べほぼ半減した。また、海外に出国する日本人も2019年は2008万人だったが、2020年には317万人と前年比で84・2％も減少した。

2021年はもっと深刻だった。「令和4年版観光白書について（概要版）」によると、この年、日本を訪れた外国人旅行者は25万人と前年比94・0％減。日本人の宿泊と日帰りを合わせた国内旅行延べ人数は2億6821万人と前年比8・5%減。また、海外に出国する日本人も51・2万人と前年比で83・9%も減少した。

これによって、巨額のお金が吹き飛んだ。2019年に27・9兆円（日本人国内宿泊旅行17・2兆円、日本人国内日帰り旅行4・8兆円、日本人海外旅行国内分1・2兆円、訪日外国人旅行4・8兆円）あった日本国内の旅行消費額が、2020年は11・0兆円と前年比60・6%減、2021年はさらに縮小し9・4兆円と前年比14・5%減。2019年を基準にすると、観光業は2020年と2021年の2年間で、およそ35兆円もの稼ぎを失ったのだ。

「ルックワールド」の日通旅行が廃業

これによって、潰れてしまう旅行会社もあった。事業廃止した旅行業者は2020年4月から2021年2月までの11カ月で、589社にも及んだと伝えられている（ウイングトラベル「旅行業の事業廃止、2月の官報掲載は59社」2021年2月24日）。ある旅行業界の関係者はこう話す。

「私たちにとって最も衝撃的だったのが、『ルックワールド』のブランド名で海外パック旅行を展開していた日通旅行が2021年3月末で廃業し、65年の歴史に幕を下ろしたことです。日通旅行と言えば、日本の海外旅行ブームをけん引してきた会社です。そんな老舗の会社まで消えてしまったことに、大きな危機感を覚えずにいられませんでした」

苦境にあえいだのは、中小の旅行業者だけではない。大手も同様だ。たとえば、日本の旅行業界のトップに君臨し続けるJTBの2020年3月期（2019年4月～2020年3月）の連結決算は、売上高1兆2885億6900万円だった。それが、コロナ禍の影響を受けた2021年3月期（2020年4月～2021年3月）は3721億円と前年比71・1%減、純損失1052億円と、連結決算開始の2000年以降で最大の赤字となった。

翌2021年も旅行業界は壊滅的な影響を受けていたはずだ。ところが、なぜかJTBは2022年3月期の連結決算（2021年4月～2022年3月）で前年比56・5%アップとなる5823億2300万円の売上高を確保し、純損益も28

4億6100万円と黒字化を果たしたのだ。

なぜ、旅行がほぼ蒸発してしまうような惨状のなかで、このようなV字回復が可能だったのか。それは、2021年2月からワクチン接種が始まり、大手旅行会社が集団接種会場や職域接種会場の運営に関わったからだ。

旅行会社の知られざるビジネス

たとえばJTBは、2021年6月の時点で21都道府県140自治体、接種対象として計3100万人の集団接種会場運営を委託された。

2022年3月期の売上高約5823億円のうち、旅行事業は2109億円と4割未満（36％）に留まった。その一方で、BPO（ビジネス・プロセス・アウトソーシング）と呼ばれる参加者管理やイベント運営等のノウハウを企業・組織団体向けに提供する事業の売り上げが3714億円と6割以上（64％）にも達した。

そのBPOの売り上げのうちのおよそ8割が、ワクチン接種会場運営や予約管理、療養者の宿泊手配などのコロナ関連によるものだった。つまりJTBは、2021

年度の売り上げのおよそ半分を、集団接種会場や職域接種の運営・管理によってたたき出したのである（トラベルボイス観光産業ニュース「ＪＴＢ決算、最終益が２期ぶり黒字、非旅行事業の躍進と本社ビル売却・構造改革が貢献、次年度は営業益も黒字化へ－２０２１年度通期」２０２２年5月27日）。

こうした事業によって、一件当たりどれくらいの金額を得ることができたのか。ＪＴＢが集団接種事業を請け負った自治体の一つ、東京都世田谷区のケースを見てみよう。

同社が世田谷区から業務委託を請けたのは、令和３年（２０２１年）２月から令和３年３月31日の約２カ月。その間に、接種券の印刷・封入・郵送、ワクチンコールセンター、予約システムの構築・運用・保守、接種実績の把握などの業務を行った。業務委託料について世田谷区のホームページで確認すると、令和３年２月に３億７４８０万１００７円、令和３年４月に７億９２７万１９２２円で随意契約を交わしていたことがわかる。

ある関東の地方都市の集団接種会場にアルバイトとして派遣され、受付や案内業務を行ったという女性が証言する。

「私が派遣されたのは、駅ビルやショッピングモール、市民体育館などに設営された集団接種会場でした。ショッピングモールの会場では、派遣が20～25人、問診する医師が4人、接種を担当する看護師さんが3～4人いました。そして、そこはJTBの社員さんが管理・運営にあたっていました。実は、とても待遇がよくて、通常の工場の派遣だと時給1000円でラッキーみたいな感じなんですが、集団接種会場は1100～1300円だったんです。しかも交通費が付いて、お昼も出ました。ものすごく待遇がいいので、最初は応募しても外れることがあるくらい人気だったんです」

人件費も飲食費も大盤振る舞いできるほど、旅行会社にとって旨みの大きい業務であったことは、間違いなさそうだ。

日本旅行もワクチン特需でV字回復

この集団接種の請負によってV字回復を遂げたのは、JTBだけではない。業界トップ５に入る老舗の旅行会社である日本旅行も、大きな恩恵を受けた。

コロナ前の２０１９年12月期、日本旅行の売上高は５４７億４８００万円、営業利益は15億３５００万円を確保していた。ところが、２０２０年12月期は、売上高２３７億８００万円と前年比56・７％減、営業利益はマイナス１１６億２１００万円と、大幅な赤字を計上した。

新型コロナウイルスで旅行業の売り上げ見込みが〝蒸発〟し、この年の３月の中期経営計画で、日本旅行は１９４の店舗を２０２２年度末までに90店舗ほどに縮小、社員数も新卒採用の抑制などで３割減を目指すと発表していた。

ところが、本業の旅行関連事業がそんな惨状であったにもかかわらず、２０２１年12月期は１０８０億８４００万円とコロナ前を凌ぐ売上高を記録したのである。メインの旅行業を中心とする営業利益は４億円の赤字となったものの、サブの事業を含む利益を示す経常利益では19億１８００万円の黒字を確保した。この数字からも、メインの旅行以外の業務によって、利益を上げたことがよくわかる。

ＪＴＢと同じく日本旅行も、全国の自治体から集団接種会場の業務委託を請けた。

その数は140だ。奇しくもJTBとまったく同じ数字だが、ただの偶然なのだろうか。

どのような業務に携わり、どのような自治体から業務を受託したのか。日本旅行に質問したところ、次のような回答が返ってきた。

「住民からの問い合わせや接種の予約を受け付けるコールセンターの運営、予約をインターネットで受け付けるシステムの構築、それに集団接種を行う会場の運営などです。新型コロナウイルスの影響で旅行の需要が大きく落ち込むなか、普段の業務で行ってきたお客様からの多くの要望を取りまとめて、ご満足いただける旅行をつくり上げていく段取り力を活かした結果、接種会場にて我々が持つホスピタリティが評価され、主にインバウンド誘客や観光コンテンツ開発などの観光分野で接点のある自治体から事務を受託しました」

日本旅行は、東京駅に近いオフィス・官庁街である大手町の合同庁舎に設けられた自衛隊の大規模接種会場の運営にも携わった。2021年4月26日、19億4899万9999円でこの事業を落札。同年5月21日にはコールセンター業務が始まった。この東京の自衛隊大規模接種会場における接種回数は、２０２１年５月24日から同年11月30日までの累計で、１３１万８１３７回にも達している。なお、大阪の自衛隊大規模接種会場は、東武鉄道系列の東武トップツアーズが防衛省と９億６６５４万５８６円の随意契約によって受託している。

接種回数増がビジネスチャンスに

集団接種会場の運営に携わった旅行会社は、ＪＴＢ、日本旅行だけでない。同じく業界トップ５に入る近畿日本ツーリストを所有するＫＮＴ－ＣＴホールディングスも集団接種会場の運営を２００自治体から７００件受注している。一例として令和３年の８～９月にさいたま市とさいたま市内全域の接種と複数の集団接種会場運営で総額22億円の随意契約を結んでいた。

同社の２０２０年３月期の売上高は３８５３億６２００億円だった。それが、２０２１年３月期には売上高８７８億８９００万円と８割近く（約77％）も落ち込み、営業利益も２７０億８２００万円と大幅な赤字を計上した。しかし、２０２２年３

月期には売上高1399億5700万円を記録、営業利益の赤字幅も76億8600万円と縮小している。

　また、トヨタも連結対象子会社であるトヨタツーリストインターナショナルが2021年12月に愛知県が設置した名古屋空港ターミナルビルでの大規模集団接種会場運営を3億1840万2165円で受託している。旅行会社以外では、2021年5月、楽天がグループ傘下のヴィッセル神戸が施設運営をしているノエビアスタジアム神戸での大規模接種会場の運営に参加した。2021年12月15日の2回目接種事業終了まで、一日最大約6800回、累計約36万7135回の接種を実施している。

　こうした自治体から受託した集団接種会場の運営・管理のノウハウを生かし、旅行各社は2021年6月頃からスタートした職域接種についても、サポートサービスを展開している。3回目、4回目、5回目と接種が行われるたびに、ビジネスチャンスが生まれることになるわけだ。

「ここで見聞きしたことを外部に漏らさないように」

コロナ自粛によって旅行需要がほとんど消えてしまった旅行業界にとって、政府と自治体によるワクチン接種推進事業は力強い助け舟になっただろう。「ワクチン接種率を上げることによって、コロナ収息に貢献する」という大義も当初は社会に対する説得力があったかもしれない。

ただ、虫の息だった旅行業界の「救済策」という意味合いも大きかったはずだ。これによって、旅行業界は政府の感染対策に対して、たとえ「過剰である」という不満があったとしても、文句を言うことができなくなったにちがいない。つまり、政府にとっては旅行業界の不満を抑えて、口封じをする意味合いもあったのではなかろうか。

そして、救済されたのは大手の旅行会社だけだったことを忘れてはいけないだろう。前述したとおり、中小の旅行業者の多くが、この期間に廃業を余儀なくされたのだ。また、大手旅行会社でも、店舗の窓口で働いていた人たちや、海外で旅行コーディネーターをしていた人たちなど、多くの人が職を失ってしまったことを忘れてはならない。

さらに、次のような気になる証言があることも付け加えておきたい。ある集団接種会場に派遣されていたアルバイトの男性が語る。

「派遣先の会場に行くと、運営・管理のスタッフから『ここで見聞きしたことを外部に漏らさないように』と何度も念を押され、携帯電話も会場持ち込み不可で預けさせられました。実は、私は毎日のように1人か2人、接種後に倒れる人を見ました。若い女性だけでなく、いかにも屈強な男性が、打った後の待機場所で、体をぶるぶる震わせて崩れ落ちる様子も見ています。それに、高校生の男の子が接種後に意識を失って倒れて、頭を打って救急車で搬送されるという出来事もありました。高い時給や好待遇は、こうした不都合なことを外部に漏らさないための口封じの意味もあったのかなと思っています」

集団接種会場でどんなことが起こっていたのか。我々には真相を知る術《すべ》がない。だが、こうした闇の代償として一部の企業だけが大きな稼ぎを得たのだとしたら、なんとも罪深いことではないだろうか。

COLUMN②

予算260億円「アベノマスク」騒動の顚末

マスク不足による高値転売が増加

2020年2月頃から、新型コロナウイルスの世界的流行を受けてマスク需要が拡大。それまで日本で流通していたマスクの7〜8割は、日本メーカーのものも含めて中国で生産された輸入品であり、中国側がこれに輸出規制をかけたことで3月には国内のマスク不足が深刻化して入手困難な事態となった。

入荷予定のドラッグストアでは早朝の開店前から行列ができるような状況で、インターネットの転売サイトではそれまで50枚入り一箱500円程度で売られていた使い捨ての不織布マスクが10倍、20倍の価格で出品されることに。さらには転売目的の買い占めも横行した。

厚生労働省、経済産業省、消費者庁は合同で「国民生活安定緊急措置法に基づくマスクの転売規制」の方針を示すなどの対策を図ったが、品不足解消には至らずにいた。

そんななか、同年4月1日に開かれた新型コロナウイルス感染症対策本部の会合において、安倍晋三首相（当時）が国内全世帯への布製マスクの配布を発表する。

それ以前から国が一括でメーカーから買い取ったマスクを、医療機関や感染拡大の報告が増加していた北海道などに配布していたが、それを全国に広げようというわけだ。

配布枚数を各世帯に2枚ずつとしたのは、4月2日の会見で菅義偉官房長官（当時）が「所帯の平均的ななかで計算した」と説明した（総務省の統計で2019年の平均世帯人数は2・39人）。

マスク製造と納入を最初に21億4500万円、翌年の追加分を54億7690万円で請け負うことになった興和株式会社（三次元マスクを製造。キャベジンやバンテリンなどの医薬品でも知られる大手総合商社）では、2020年2月末に経産省からその依頼があったことを、後に社長が朝日新聞のインタビューのなかで明らかにしている。つまり、流行拡大の早い段階から、政府はマスク配布に向けての準備を進めていたわけだ。

なお発案者は内閣総理大臣秘書官だった佐伯《さいき》耕三氏とみられ、「全国民に布マスクを配れば不安はパッと消えますよ」と安倍首相に進言したとして多くの新聞・雑誌等が報じている。

マスクの調達先としては最初の段階では、前出・興和の他に伊藤忠商事、株式会社マツオカコーポレーションの3社と非公表の1社との計4社と発表された。

税金が投入される事業主を非公表とすることへの批判が起こると、4月末になって福島県に所在地を置くユースビオ社であることが発表された（この他の納入業社として横井定が、またユースビオ社の輸入業務をシマトレーディング社が行っていたことが公表された）。ユースビオ社は2017年に設立されたばかりで従業員5人の小さな会社。他の大手企業と比べるとあまりにも異質であり、この会社と29億7000万円もの契約をしたことには疑惑の声も上がった。

同社の樋山茂社長はしんぶん赤旗の取材を受けて、「ベトナムにマスク製造ラインを持っていたことからダメ元で政府に提案書を送ったら採用された」と契約に至るまでの経緯を語り、「マスク一枚当たり135円で受注し、350万枚生産した」ことを明かしている。

ユースビオは他の大手企業と同様に、2020年3月半ばにマスク製造・納入の契約を結んでいる。過去に政府との取引実績のない同社の場合、会社自体の信用調査にもある程度の期間がかかるはずで、それが他社と同じ時期に契約を結ぶためには相当に早い段階からの提案をしていたか、あるいは政府側の信用調査がよほど簡易なものだったことになる。

なお樋山社長は「以前に地元公明党議員の後援会に入ってはいたが、癒着も口利きもない」と言明している。一方で政府側から契約までの経緯は明らかにされていない。

マスクの単価と発注枚数は非公表

マスクの単価についても、樋山社長は「135円」と話したが、政府からの正式な発表はなされていない。

政府はマスクの調達費用として、2020年6月に配布が終わった時点で「総額260億円に達した」ことを公表した。その内訳は、マスク調達額に184億円。配送費が76億円とされている。企業ごとの個別の契約額も公表されているが、マスクの単価や納品枚数には言及していない。

なお、当初の予算としては2020年度の予備費から約233億円と、2020年度の補正予算案に計上した233億円を合わせた466億円をアベノマスクに充てる予定であった。

神戸学院大学法学部の上脇博之《かみわきひろし》教授は2020年9月、「それぞれの業者にいくらの単価で何枚発注したのかわからなければ、政策の妥当性や手続きの適正さを検証できず不当だ」として、情報開示を求める裁判を大阪地方裁判所に起こしている。この裁判は2022年9月30日結審して、2023年2月2日に判決が下りることになっている。

マスクの単価や枚数を政府が秘匿することについて、田村憲久厚生労働大臣（当時）は「平時ではないなかで、かなり無理をして企業に集めてもらった経緯がある。平時のマスクの単価と比べてどうなのかというのもあると思うが、それぞれの企業が努力でやっている話だ」と説明している。

発注がなされた頃はマスクそのものだけでなく、その材料となるゴム紐などまでが高騰していて、緊急対応ということまで考慮すれば平時と比べてかなり高額の契約がなされていたことは想像に難くない。なお菅義偉官房長官（当時）はマスク配布を発表した直後、4月2日の記者会見で「一枚当たりの費用は200円程度」としていた。

また、この日の会見では「日本郵政が把握している各住所のポストに直接投函する」と説明。配布の狙いについては「増加するマスク需要を抑える意味でも有効だと思っている。洗濯などの不便をおかけするが、少しでも国民の不安解消に取り組んでいきたい」

と話している。

異物混入やカビなどの不良品

布マスクは、最初に全国自治体を介して妊婦向けに約47万枚が送られたが、これについては髪の毛などの異物混入や黄ばみ、汚れの報告が相次いだ。その数は2020年5月1日時点の厚労省発表で4万6934件。配布した47万枚のうちのほぼ1割が不良品だったことになる。

このことについて朝日新聞など複数のメディアからの取材を受けた興和は「品質を担保するために日本国内での検品を希望したが、政府側の担当者から質より量を優先することを求められた」という旨の回答をしている。このことから、政府は検品に時間を割くよりも一刻も早く配布しようという方針だったことがうかがえる。当時はマスク未着用によるトラブルも起こり始めていて、「マスクがなければ出勤などの社会生活もままならない」との国民感情もあり、これについてはやむを得ない部分もあっただろうか。

とはいえ、無事に届いたマスクについては「サイズが小さくて鼻と口まで覆い切れない」「ゴムが短くて耳が痛い」などの批判的な声が相次いで、「アベノミクスならぬアベノマスク」と揶揄された。そもそも「布製マスクではウイルスの侵入を防ぐことはできない」として、当初からその感染予防効果を疑問視する声もあった。

全国への配布がほぼ終わった2020年6月20日の朝日新聞による世論調査では、マスクが「役に立った」との回答は15％にとどまり、「役に立たなかった」の81％を大きく下回った。もともとはマスク不足解消のために行われたものだったが、この頃にはすでに不織布マスクの供給が増え、入手が容易になっていたことも不評の要因となった。

だが政府は7月になって、さらに約8000万枚の追加配布を検討し始めていた。このことは同月28日の記者会見で菅官房長官も認めている。

全世帯への配布がほぼ完了した時点でもなお当初に発注していた分の納品が続いていたため、これを介護施設や保育所を中心に配布するというのが政府の考えだった。追加配布のマスクに関しては目視での検品作業が行われ、その経費はおよそ8億円とされていた。

この政府による追加配布案は、すでに布マスクのニーズがほとんどなくなっていたこと、配布のためさらに多額の税金が費やされることから、多くのマスコミが批判的な論調を展開し、結局、追加配布は見送られた。

余ったマスクの保管料6億円

だが、配布されずに残ったマスクは、全世帯向けの予備分を含めると約8200万枚にもなり、これらはそのまま倉庫で保管されることになる。

厚労省によると、アルコール消毒液なども併せた保管費用は2020年8月〜2021年3月で約6億円がかかったという。当初保管業務にあたった日本郵便への支払いが1年の契約で約5億2000万円、その後に一般競争入札で落札して保管業者に決まった佐川急便には約7800万円を支払っている。

こうした莫大な税金の投入について、2021年11月には会計検査院が経費節減を求めるとともに売却や譲与などの対応を求める報告書を提出。これに対して岸田文雄内閣は、不良品や未検品のマスク約730万枚の廃棄を決めるとともに、残り約7100万枚を受け取り希望者へ配布することを決定した。

厚労省の発表によれば、受け取り希望の募集に対して2022年1月28日の締め切り期限までに、個人や自治体、各種団体から約37万件、合計で2億9000万枚近くの申請があったという。

ただし、申請のなかにはガーゼ素材やハンカチ、植物の苗床としての利用といった、マスク以外での利用目的のものが多く含まれていた。そのため厚労省ではマスクとしての利用を目的とした申請に絞って配布することを決定。その結果、約1800の自治体には申請どおりの枚数として約930万枚、介護施設等の各種団体については約3万3000件の応募に対して1カ所で最大約3万5000枚、合計約3230万枚を配布。個人には希望枚数が49枚以下なら一律10枚、50枚以上を希望する場合には一律100枚が配布されることになった。

なお、これらの配布にかかる運送費としては、およそ5億円が見込まれている。

第三章　2・4兆円を投じたワクチン大量購入の怪

日本政府は8億8200万回分を購入

医師や旅行会社まで潤わせたワクチン接種だが、最も大儲けしたのはもちろんワクチンメーカーだ。

2022年12月現在、国内で使われているワクチンはファイザー製（米国、独のビオンテック社と共同開発）、モデルナ製（米国）、アストラゼネカ製（英国）、ノババックス製（米国、製造販売は武田薬品工業）の4種類だ。

契約数量はファイザー製が最も多く、3億9900万回分、モデルナ製が2億1300万回分、アストラゼネカ製が1億2000万回分、ノババックス製が1億5000万回分、合計で8億8200万回分となっている。その調達に日本政府は2兆4026億円を費やした。

このワクチンに巨費を投じたのは、日本だけではない。自国開発ワクチンの接種を優先した中国やロシアを除く、欧米諸国を中心とした世界中の国々が、これらのワクチンを競うように購入した。なかでも、最も使われたのがファイザー製だ。

世界保健機構（WHO）のデータ（2022年6月16日時点）によると、世界で最も調達量が多かったのがファイザー製で、53億4128万回分と全体の28・6%を占めている。2位がモデルナ製で32億2974回分（17・3%）、3位がアストラゼネカ製で21億4229万回分（11・5%）、4位がインド血清研究所（9・0%）。以下、シノバック・バイオテック（7・5%）、シノファーム、（4・6%）と中国製ワクチンが続く（日本貿易振興機構JETRO「中長期発展を描けるか 中国製ワクチンの海外展開を読み解く（2）」2022年7月4日）。

コロナワクチンを世界中で売りまくったファイザー社は、いったいどれくらい儲けたのか。

ファイザー社はもともと世界有数の製薬企業だが、実は、コロナワクチンを販売する前の売上高は、必ずしも好調と言える状況ではなかった。2019年12月期の売上高は前年比約3・5%減の517億5000万ドル（1ドル140円として約7兆2450億円）。2020年はさらに落ち込み、前年比19%減の419億800万ドル（約5兆8671億円）の売上高だった。特許切れの事業を切り離した影響で、ファイザー社は世界の製薬企業売上高ランキングで8位に甘んじていた。

ところが、コロナワクチンを市場に投入した2021年12月期の売上高は前年比でおよそ倍（94％増）の812億8800万ドル（約11兆3803億円）にまで跳ね上がった。そのうち、コロナワクチンの売り上げが367億8100万ドル（約5兆1493億円）と全体の45％を占めた。つまり増収の多くをコロナワクチンで稼いのだ。この劇的な増収によって、ファイザー社は製薬企業売上高ランキングで5年ぶりにトップの座に返り咲いた。

2022年の業績も好調で、2022年11月1日、ファイザー社はコロナワクチンの通年売上高の見通しを340億ドル（約4兆7600億円）と公表した。オミクロン株対応ワクチンの需要が堅調であったという。また、同社のコロナ経口治療薬「パクスロビド（日本ではパキロビッド）」の通年売上高も220億ドル（約3兆800億円）と見込まれている（ロイター「ファイザー、コロナワクチン通年売上高見通し340億ドルに上方修正」2022年11月1日）。

これによって、ファイザー社の幹部たちも巨万の富を手にした。同社CEO（最高経営責任者）のアルバート・ブーラ氏（獣医）の2021年の報酬は、前年比15

％増の２４３０万ドル（約34億２０００万円）と伝えられている。

それだけでなく、ブーラ氏は２０２０年11月９日に自身が保有するファイザー株13万株余りを売却し、約５６０万ドル（約７億８４００万円）を得た。同じく、同社のサリー・サスマン上級副社長も約１８０万ドル（約２億５２００万円）分の株を売却したと伝えられている。当時、コロナワクチンへの期待で一部の製薬会社の株価が上昇し、これらの企業の幹部が保有株を売却する例が相次いでいた（ブルームバーグ「ファイザーCEOらも保有株売却、ワクチン期待で製薬株が急伸」２０２０年11月12日）。このように、ファイザー社の幹部たちも、かなりあからさまにワクチンバブルを謳歌していたのである。

ワクチン特需で最終利益が前年比６８６倍

メガファーマとして莫大な利益を得たファイザー社が表立っているが、実際にmRNAワクチンの技術を持っていたのはファイザー社と共同開発をしているドイツのビオンテック社だ。同社の共同設立者兼最高責任者のウール・シャヒン氏と合同設立者で妻でもあるエズレム・テュレジ氏はドイツのザールラント大学医学部で知り合い、2001年に新規がん治療薬開発のためガニメド社を設立。そして、2008年にビオンテック社を設立した。

夫妻は効果的ながん免疫療法を開発するため、mRNAワクチンの研究を始めていた。そして2020年に中国で新型コロナ流行のニュースを聞くと、すぐさま同社の研究者を総動員して、コロナワクチンの開発に着手。このmRNA技術に着目していたファイザー社は、以前から協定を結び、インフルエンザのmRNAワクチンの開発などに関してビオンテック社に投資してきた。そしてコロナパンデミックでも、2020年3月17日という非常に早い段階でビオンテック社と新型コロナワクチンの共同開発を取り決めている。

コロナパンデミック前のビオンテック社の2019年12月期の売上高は1億858万ユーロ（1ユーロ145円として約157億4000万円）で、最終益は売上高を上回る1億7900万ユーロ（約259億5500万円）の赤字だった。また、2020年12月期の売上高は4億8232万ユーロ（約699億4000万円）、最終益は１５００万ユーロ（約21億７５００億円）だった。

それが、ワクチン接種が本格化した２０２１年12月期の売上高は前年比約40倍の１８９億７６７０万ユーロ（約２兆７５１６億２１５０万円）、最終益はおよそ６８６倍の１０２億９２５０万ユーロ（約１兆４９２４億１２５０万円）にまで跳ね上がった。後述するモデルナ社を上回る売り上げを記録し、ビオンテック社は一気に製薬会社世界売上高ランキングの16位に躍り出た。

米金融情報大手のブルームバーグによると、ビオンテック社創業者ウール・シャヒン氏の総資産は２０２０年に51億ドル（当時のレートで約５２５０億円）にまで膨れ上がり、世界長者番付で一気に４９３位に入った（産経新聞「ワクチン生んだ科学者夫婦　ドイツ地方企業、いきなり世界最先端に」２０２０年12月22日）。

赤字企業だったモデルナが大躍進

同様にｍＲＮＡワクチンを開発した創薬ベンチャー企業、モデルナ社も大きな儲けをたたき出した。売上高は２０１８年12月期が１億３５００万ドル（１ドル１４

0円として約189億円）、2019年12月期が6000万ドル（約84億円）、2020年12月期が8億3000万ドル（約1124億円）。最終益はずっと数億ドルのマイナスが続く赤字企業だった。

ところが、ワクチンの儲けが出た2021年12月期は184億7100万ドル（約2兆5859億円）と前年比約23倍の売上高を達成し、最終益も122億2000万ドル（約1兆7083億円）と一気に黒字転換した。製薬企業売上高ランキングも圏外から19位にランクインと大躍進を果たした。

モデルナ社の創業は2010年。共同創業者であるデリック・ロッシ氏は、幹細胞と再生医療分野を専門にする生物学者で、mRNAを使って人体を「薬の工場」にすることをコンセプトとして掲げて会社をスタートさせている。しかし、がんなどの治療では複数回にわたり大量のmRNAを投与せざるを得ず、副作用を抑えることができなかった。そこで、治療薬に比べると少量のmRNA投与で済むワクチンの開発に力を注ぐことになった。

当初はワクチンや治療薬を製品化できず資金調達に苦しんでいたが、2013年に現モデルナ社CEOのステファン・バンセル氏の働きによって、イギリスの大手製薬会社アストラゼネカとパートナーシップを結び2億4000万ドルの資金を獲得。創業5年目にはインフルエンザワクチンの開発に成功。2016年にはビル&メリンダ・ゲイツ財団と業務提携を結び、1億ドルの助成金枠を手に入れた。2018年、モデルナ社はアメリカナスダック市場に上場し、2021年8月、一時的に時価総額およそ1700億ドル(約23兆8000億円)にまで膨れ上がった(参照:ANOBAKA INSIGHT「コロナから世界を救うバイオスタートアップ・モデルナの歴史」2021年9月9日等)。

1兆3608億円分の在庫ワクチン

ワクチンメーカーにこれほどまでに巨大な富をもたらしたのは、もちろん各国政府がワクチンに金をつぎ込んだからだ。第一章でも紹介した財務省の資料によると、日本もこれまでに、ワクチンの購入に金額換算(*)で、2兆4036億円を費やしている(*総予算措置額を総契約数量で割った単価2725円に、それぞれの数量を乗じて算出したもの。財務省財政制度等審議会財政制度分科会提出資料「社会保障」2022年11月7日より)。

メーカー別に契約数量の内訳を見てみよう。ファイザーが3億9900万回分、モデルナが2億1300万回分、アストラゼネカが1億2000万回分(うち、6230万回分キャンセル)、ノババックスが1億5000万回分。キャンセル分を含み、合計で8億8200万回分となっている。つまり、全国民が7~8回接種できるだけのワクチンを、日本政府はすでにメーカーと契約しているのである。

ところが、在庫が順調に捌《さば》けているとは言えない。2022年9月14日時点でファイザー製は2億4300万回接種で在庫消化率60・9%に及んでいるが、モデルナ製は7700万回接種で在庫の約36%しか消化できていない。アストラゼネカに至っては4400万回分を海外供与したうえに、国内で使ったのは12万回分で、契約本数の0・1%しか消化できていない。ノババックスも接種回数は19万回で、在庫消化率はわずか0・13%だ。

総計で見ても、契約数量8億8200万回分のうち、海外供与分を除いた接種回数は3億2031万回（約36％）で、まだ4割も在庫を消化できていないのだ。金額にすると実際に使ったのが9927億円（海外供与分含む）で、1兆3608億円分の在庫がまだ余った状態になっている。

廃棄されるワクチン

今後、これらの在庫を使い切れるのか。消化率を8割、9割に持っていけるのなら、まだ許されるかもしれない。しかし、TBSの独自調査によると、期限切れなどの理由で、東京23区だけで100万回分のワクチンが廃棄されたという。金額にすると、一回当たり2725円として、およそ27億2500万円分だ（TBS NEWS DIG「100万回分のワクチン廃棄！ 東京23区への独自調査で判明『調査は考えていない』国の姿勢に疑問の声」2022年11月10日）。

愛媛県でも有効期限切れにより、2022年11月16日の時点で20万6894回分のワクチンが廃棄されたことが明らかになった。その99・7％がモデルナ製だった。2022年9月以降、BA・1型およびBA・5型のオミクロン対応ワクチンが接種できるようになったことで、従来型の使用が減り、廃棄量が増えているという（TBS NEWS DIG「愛媛県内で〝従来型ワクチン〟約20万回分廃棄 有効期限切れが増加」2022年11月18日）。

東京23区と愛媛県だけで約120万回分ものワクチンが廃棄されたのだから、これまでに全国で廃棄されたワクチンが相当数に上るのは間違いない。2022年6月にも、共同通信が都道府県庁所在地と政令指定都市の計52市区を対象に調べたところ、廃棄もしくは廃棄見込みが27市区で合計73万9085回分にも及んだと報じている（共同通信「モデルナ不人気、廃棄27市区 73万回分、有効期限切れ」2022年6月4日）。

実は、ワクチンの使用期限は何度も延長されてきた。ファイザー製（12歳以上の1価ワクチン）はマイナス90～マイナス60℃で保存する場合の有効期間が当初は6カ月だった。それが2021年9月10日に9カ月、2022年4月22日に12カ月、同年8月19日に15カ月に延長されている。つまり、もともと半年だった有効期間が、1年3カ月（プラス9カ月）になっているのだ。モデルナ製もマイナス25～マイナス15℃で保存する場合の有効期間が当初6カ月だったが、2021年7月16日に7カ月、2021年11月12日に9カ月にまで延長されている。

有効期間を延長しても、政府は調達したワクチンを4割も使い切れず、廃棄が相次いでいるのだ。しかも、接種率は接種回数を重ねるごとに落ちている。

財務省が無料接種に警告

全国のワクチン接種状況（2022年11月20日時点）を確認すると、全国民を母数とした接種率は1回目（77・68％）、2回目（77・20％）とも8割近くに達している。しかし、3回目は66・73％、4回目は36・75％、5回目に至っては3・83％しか接種していない（デジタル庁「新型コロナワクチンの接種状況」）。

これは当然だろう。接種してもコロナが収息するどころか、2022年夏（6〜8月）の第7波は過去最多の陽性者数を記録した。一方で、コロナウイルスは弱毒化したといわれている。大阪府のデータによると、重症化率はデルタ株による第5波（2021年6〜12月）が60歳未満で0・70％、60歳以上で4・72％だったのが、オミクロン株による第7波では60歳未満が0・01%、65歳以上で0・14%にまで下がった（第18回新型コロナウイルス感染症対策分科会提出資料 2022年9月16日）。

こうした現実を見て、発熱、頭痛、倦怠感などつらい副反応に耐えてまで打つメリットはないと判断した人が増えたのではないだろうか。またワクチン接種後の体調不良が続く「ワクチン後遺症」や、ワクチン接種直後に死亡した人の例なども報道され、安全性に疑問を持つ人が増えたことも影響しているにちがいない。

こうしたことを考えると、これから回数を重ねても、接種率が上がることは考えにくい。実は世界を見渡しても、米国、英国、イスラエルといった、日本より先行して接種を始めた国々の4回目、5回目接種率は伸び悩んでいると伝えられている。日本もこのまま巨額の国費を投じて、国民に無料でワクチンを提供し続けることに意味があるのか。財務省も疑問を呈しており、前出の資料に次のように書いている。

「重症化率や他の感染症とのバランス等をみながら、定期接種化を検討すべきではないか。その際には、他のワクチン接種と比較して特例的な措置は廃止すべきではないか」

つまり、もうそろそろ無料で全国民を対象にむやみに打つようなことはやめるべきだというのだ。国家財政を預かる立場として、当然の指摘だろう。

ところが、日本政府は在庫が大量に残っているにもかかわらず、米国でほとんど接種されていない〝型落ち〟のBA・1対応ワクチンを3700万回分も購入して、2022年9月20日から接種を開始した。それどころか、およそ3週間後の10月13日から、今度は第7波で主流の株だったBA・5対応のワクチンを打てることになった。それを見越して、BA・1対応ワクチンは打たずに、BA・5対応ワクチンが出るまで接種控えしていた人たちもいるといわれている。当然、BA・1ワクチンは余るだろう。

そもそも、BA・5対応ワクチンでさえ、もはや型落ちと言わざるを得ない状況がある。2022年12月頃からは「ケルベロス（BQ1・1系統）」が主流になると予測されているからだ。政府はオミクロン株対応ワクチンでも抗体が上がり、効果が〝期待できる〟としているが、これまでのワクチンの有効性を考えると疑問に思う人も多いのではないのか。ましてやＢＡ・５ワクチンはヒトでの臨床試験が行われず、動物実験だけで承認されており、米国ではそれも問題視されている。

ワクチンメーカーと交わした「契約」

このように、今後、ワクチン接種率が大きく伸びる材料はほとんどないと言っていい。それでも政府は、接種者に割引特典を与える「全国旅行支援」キャンペーンまで実施して、３回目以降の接種率を上げることに躍起になっている。ちなみに、全国旅行支援の財源には、Ｇｏ Ｔｏトラベルで使われるはずだった約５６００億円が充てられている。なぜこんなにも、〝在庫処分〟に必死なのか。それには、ワクチンメーカーと交わした「契約」が関係しているのではないか。

たとえば、２０２２年4月11日、２０２０年度予算の予備費に関する質疑が行われた衆議院決算行政監視委員会で、立憲民主党の谷田川元《やたがわはじめ》議員が次のような質問をしている（同会議録より）。

谷田川委員　（前略）二〇二一年から供給を受けたメーカー、モデルナ、アストラゼネカ、ファイザー、これで三億六千四百万回。それから、二〇二二年から供給を受けたものが、それぞれ、全部足しますと五億一千八百万回ですよ。そうすると、何と、八億八千二百万回のワクチンを確保しているんですよ。これに対しての予算措置が二兆四千億円と聞いております。

ということは、皆さん、よく考えてくださいね。日本の人口、一億二千万人ですよね。今政府が、四回目の接種でしょう、進めているのは。五回、六回やるわけじゃありませんよね。そうすると、甘く見て一〇〇％打ったとしても、今大体八割ちょっとだろうけれども、今聞いているところによると、大体二億五千七百万回ですよね、打っているのが、四月一日現在で。そうすると、仮に四億八千万回必要だとしても、あと何で四億回以上必要なんですか（後略）

これに対し、政府参考人である厚生労働省の佐原康之健康局長は、「ワクチンを確実に確保することが重要である」「一、二回目はどの企業がワクチン開発に成功するかわからないなかでの契約だった」「三回目はファイザー、ファイザーの後にモデルナなど異なるワクチンを接種できるかがわからないなかでの契約だった」「四回目はオミクロン株対応のワクチンにどのメーカーが成功するかわからない状況だった」といった理由を列挙して、「その時々の置かれた状況のなかで、国民の皆様にワクチンを確実にお届けできるよう取り組んだ結果、現在の量となっております」と答弁した。

しかし、これでは、なぜあと4億回分以上も必要なのか、納得することは到底できない。続けて、谷田川議員は次のように追及している。

谷田川委員 （前略）（筆者注：2022年）三月二十五日に武田薬品、モデルナとの方で七千万回契約し、そして、ファイザー社が同じ日に七千五百万回。一億四千五百万回の契約を三月二十五日に結んでいるんですよ。これは予備費から出していますよね。でも、本来、国会開会中は予備費を使わないというのが、政府、閣議決定であるじゃないですか、原則として使わないと。それに対して何ら説明は、我々、それぞれ国会議員にはなかった。

それで、つくづく私思うのは、少なくとも、三月二十五日の契約がなくても七億三千七百万回分確保しているのですよ。ですから、十分確保しているのに、何で追加購入する必要があるのか、甚だ疑問なんです。ですから、私は、もしかしたら、既に購入したやつが使用期限が過ぎて使えなくなる、使用不能になって破棄することが見込めるから、三月二十五日に新たに一億四千五百万回の契約を結んだんだ、そう思わざるを得ないんですが、いかがでしょうか。

使用期限がきて廃棄する分が出てくるから、それを補うために新たに購入契約を結んだのではないかというのだ。

だが、そもそも巨額の税金を使う以上、できるだけ無駄が出ないように、計画的に購入するのが当然のことではないだろうか。にもかかわらず、使用期限切れで廃棄が起こることが容易に予想されながら、半分も消化し切れないような在庫を抱えるというのは、民間企業の常識では到底考えられることではない。

さらに谷田川議員は、政府である会計検査院がメーカーとの契約書を見ることができるのならば、国会議員も見られるようにするべきだと質問した。ところが佐原健康局長は次のように答弁した。

佐原政府参考人　繰り返しになりまして恐縮でございますけれども、企業とは秘密保持契約を結んでおりますので、政府部内での共有ということに現状としては限らせていただいております。

つまり、ワクチンメーカーとどのような契約を結んだのか、政府の一部の人間しかその契約内容を知ることができないのが実態なのだ。これでは、国民は巨額の税金をつぎ込んだあげく、過剰な在庫を抱えることになったワクチン購入のやり方が適切だったのか、検証することができない。

損害賠償を政府が肩代わりする条項

いったい、どのような契約が交わされたのだろうか。日本政府は、秘密保持契約を理由に、ファイザー社やモデルナ社との間に交わした契約書を公開していない。しかし、アメリカの消費者団体「PUBLIC CITIZEN」が、インターネット上に流出した、ブラジル、コロンビア、ペルー、アメリカ、イギリスなど9カ国とファイザー社との間で締結された新型コロナワクチンの契約書を公開している。その内容は、大きな波紋を呼んだ。何か問題が発生したときに、ファイザー社が責任を回避するための条項が複数盛り込まれていたからだ。

たとえばコロンビアとの契約書には、新型コロナワクチンのリコールが発生した場合に、コロンビア政府がその費用を負担すること、そして新型コロナワクチン接種に関連して、賠償問題を含む何らかの問題が発生した場合には、コロンビア政府が損害賠償を肩代わりする条項まで盛り込まれていた。

もちろん、日本政府がファイザー社と実際にどんな契約を交わしたかは、契約書が公開されていない以上知る由《よし》もない。しかし、公開された各国との契約に近い内容の、ワクチンメーカーに都合のよい条項が盛り込まれていた可能性は否定できないだろう。

ワクチンの調達数量にしても、あらかじめ「これだけの値段で、これだけの回数分を購入する」と約束されていたのだとすると、この不可解な大量購入も筋が通る。さらに言えば、ワクチンの使用期限がたびたび延長されたうえに、何度も接種が重ねられ、接種率を高めることに政府が血道を上げるのは、政府の判断で勝手にワクチンを捨てることすらできない不利な契約があるからではないかと勘繰ってしまう。

前出の長尾和宏医師（長尾クリニック名誉院長）もこう話す。

「この国の構造的な欠陥だと思うのですが、一度走り出したら、途中で間違いに気づいても、引き返すことができないんです。本来は、一刻も早くワクチン接種をやめるべきなんです。でも、巨費を投じたのに、コロナを終息することができなかったどころか、薬害までもたらしてしまったとなると、今までの過ちを認めなくてはならなくなる。その責任を誰も取りたくないから、ワクチン接種を進めた政府も、政治家も、専門家も方向転換できないんです」

第四章　赤字病院を救った「空床補償」の実態

特例加算と空床補償

「実際のところ、コロナのおかげで病院はウハウハ状態です。国内で感染が始まった当初は、うちの病院も赤字が嵩《かさ》んでいましたが、次第にコロナ関連の特例加算や補助金などの仕組みが定まっていき、大幅な黒子に転換しました。もちろん、それはうちの病院が実際にコロナの患者さんを診ているからです。儲かった分を職員に還元するため、昨年（2021年）は、年に何度か10万円を超える臨時ボーナスが出ました。当然、コロナが終息してしまったら、売り上げは落ちるでしょう」

声を潜めてそう語るのは、東京都郊外にある民間総合病院職員の池田智行さん（仮名）だ。彼の勤める病院は、およそ500床の入院病床を持つ、その地域の中核病院の一つ。コロナ重点医療機関にも指定されている。

国内でコロナパンデミックが始まった当初、コロナ感染を怖がった人たちの受診控えが起こり、どの医療機関も経営悪化に苦しんだ。また、新型コロナが未知のウイルスで、どう感染が広がるのかわからなかったため、池田さんの病院も当初は手術数を極力減らしていた。その結果、2020年2月から5月までの経常利益は月に1億円を超える赤字となっていた。

ところが、コロナ対応に対して支払われる補助金などの枠組みが決まると、2020年7月からは大幅な黒字に転換した。

まず大きな収入となったのが、新型コロナウイルス感染症が疑われる患者を診療した際の「特例加算」だ。必要な感染予防策を講じたうえで外来診療を行うと、通常の診療報酬にプラスして「院内トリアージ実施料」が特例として300点加算される。2021年10月からは、さらに上乗せされ550点に改訂された。1点10円なので、5500円の追加収入となる。

仮にコロナ感染が疑われる患者を一日100人外来で診療した場合、院内トリアージ実施料の550点（5500円）で55万円となる。さらに、その全員にPCR検査を実施した場合、その保険償還点数が700点（7000円。2021年12月31日以降、外部委託以外）なので70万円が加算され、合わせて一日に125万円が診療報酬に上乗せされることになる。

これに加え、コロナ患者の入院受け入れ病院の大きな収入となったのが「空床補償」だ。コロナ患者受け入れのために休止した病床と、コロナ病床として確保したが患者で埋まらなかった病床に対して、一日単位で政府から支払われる補助金で、コロナ患者が入院すれば、その病床は空床補償から外れて、代わりに診療報酬が支払われる。

つまり、コロナ病床を確保しておけば、患者が入っても入らなくても、病院にプラスアルファのお金が入ってくる仕組みなのだ。財務省が2022年11月に公表した資料によると、日本政府がこれまでに新型コロナウイルス感染症に関する医療政策として投じた国費(約17兆円)のうち、大部分を占めるのも空床補償を含む「緊急包括支援交付金等」(7・6兆円)だ。厚生労働省が発表した2022年10月19日時点のデータによると、日本国内には確保病床が4万6095床、即応病床が3万1170床存在し、すべての空床に補償が発生している。

一般病床でも一日7万4000円の補償

支払われる補償金額は、医療機関の機能と病床の種類によって決められている。

重点医療機関である特定機能病院等の場合、一日当たり重症患者用の集中治療室（ＩＣＵ）は１床につき43万６０００円、重症・中等症患者用の高度治療室（ＨＣＵ）は同21万１０００円、一般病床は同７万４０００円が、空床補償として支払われる。厚労省の調査（第23回　医療経済実態調査）によると、平時の一日当たり入院診療収益が１床につき３万５９７４円なので、コロナ患者がＩＣＵに入院した場合はなんと平時の約12倍、ＨＣＵは約６倍、一般病床でも約２倍となる。

仮にＩＣＵ５床、ＨＣＵ５床、一般病床10床をコロナ病床として確保した場合、すべて空床であったとしても一日におよそ４００万円の収入となり、30日間で１億２０００万円、１年で14億４０００万円ほどの収入となる。実際、コロナ病床を20床以上備え、コロナ重点医療機関に指定されている前出・池田さんの病院でも、補助金のなかで空床補償が占める割合が一番大きく、２０２１年度は補助金全体の約７割に及んだという。

「うちの病院では、当初から中等症までの感染者を受け入れており、病床を徐々に増やしてきました。２０２１年度の空床補償は年間13億円ほどでした。第７波の時は感染者が増えたので、さらに5床ほど病床を増やして対応していました。ピークは第7波に見舞われた2022年7月です。一日数百人の発熱患者がうちの病院に集中し、我々は深夜2時まで対応に追われました。それまでは5割ほどだった発熱患者の陽性率が、あの時は7～8割まで上がっていましたからね。発熱外来は、トリアージの点数が高くつきますし、PCR検査をすればするほど保険償還点数が付く。うちの場合、検査会社を介さず自前で検査できますので、PCRの点数分はそっくりそのまま入ってくる。現場はてんやわんやですが、その分、入ってくる金額も巨額になる。当時は、コロナ関連の収益だけで病院全体の2割弱を占めており、その金額は1カ月2億円弱にも上りました」（池田さん）

「幽霊病床」という闇

クラスター発生や風評被害を恐れてコロナ疑いや発熱患者の診療を避ける医療機関は今でも少なくない。そうしたなか、リスクを冒してでもコロナ診療を引き受けようとした医療機関のために特例加算や空床補償を設けたこと自体は、非難されるべきではないだろう。

しかし問題は、これらの補助金を食い物にしたのではないかと思えるような実態もあったことだ。池田さんが告発する。

「昨年（2021年）から『幽霊病床』の存在が問題視されていますが、実際に、そういう病院があることは否定できません。当院もコロナ病床が埋まった際、協力病院として病床を確保しているはずの病院に、患者さんの受け入れをお願いしたことがあります。すると、病床は空いているはずなのに断られました。話を聞いてみると、実は一人もコロナ患者を診ていないということでした。コロナ病床として申請しているわけですので、その分の補助金はもらっているはずです。20床以上コロナ病床として申請しているのに、実際は5床しか空けてないという病院もありました」

空床補償を悪用して、利益を上げているのではないか——疑惑の目は、これまで日本のコロナ感染対策を主導してきた、新型コロナウイルス感染症対策分科会会長の尾身茂氏にも向けられている。

２０２１年9月、朝日新聞系列の「AERA dot.」が、尾身氏が２０２２年３月まで理事長を務めていた、地域医療機能推進機構（ＪＣＨＯ）傘下の東京都内の５つの公的病院で、１８３床ある新型コロナウイルス患者用の病床が、２０２１年８月末時点で30～50％も使われていないとする情報を入手したと報じた。

５病院のうち、東京蒲田医療センターはコロナ専用病床78床のうち42床が空床（54％）。東京山手メディカルセンターは37床のうち13床が空床（35％）、東京高輪病院は18床のうち２床が空床だった（11％）。東京新宿メディカルセンターはコロナ専用病床50床が満床。東京城東病院には、コロナ専用の病床がなかった。

合計すると、東京にある５病院のコロナ専用病床１８３床のうち57床が空床で、稼働していたのは１２６床。空床率は31％、稼働率にすると69％ということになる。

また、ＪＣＨＯが公表したデータによると、全国に57あるＪＣＨＯ傘下の病院の稼働病床は約１万４０００床で、そのうち、６・１％にあたる８７０床をコロナ専用の病床に充てており、２０２０年12月から２０２１年３月だけでも、ＪＣＨＯ全57病院で１３２億円の新型コロナ関連の補助金が支払われたという。

尾身氏が旗振り役となって、病床数を確保しないと医療が逼迫《ひっぱく》して大変なことになると危険を煽《あお》っておきながら、自分が責任者を務める組織の傘下にある病院では、コロナ患者を全力で受け入れず、空床補償をたんまりせしめていた疑惑が持たれているのだ。

9都道府県で55億円分の不正受給

また、注目すべきは、「2021年8月末時点」の東京5病院の空床率が、この記事で明かされたことだ。2021年8月と言えば、6月下旬頃から始まった第5波の真っ最中だ。8月20日には、当時の過去最多となる2万5851人の新規感染者数を記録。一時は、コロナによる入院患者が20万人を超え、医療機関を圧迫し、東京都内だけで入院できない自宅療養・宿泊療養者が4万人を超えた。「AERA dot.」が報じた空床率は、まさに尾身氏が喧伝していた医療逼迫が間近に迫っていた時期での数字なのだ。前出の池田さんが話す。

「当時、患者さんを受け入れる病床が足りず、東京都内の至るところから、うちの病院に患者さんが運ばれて来ました。限界まで病床数を増やして対応していましたので、うちの病院の稼働率は常時100%を超えていました。深夜に患者さんが運ばれて来て、送り返すわけにもいかずに、とりあえずコロナ専用でない病床に入れておくということもありました。もちろん、その際は必要になる看護師も増員して、なんとかやりくりしていました。看護師を必要人数確保できなければ、患者さんを病床に入れることができないので、看護配置が結構難しいんです。当然、コロナ以外の病床を診るためにも看護師を配置しないといけません。そうした影響でどうしても稼働率が下がってしまうのですが、うちは極力患者さんを受け入れており、通常時でも病床使用率は60~70%をキープしています。

それなのに、デルタ株が猛威を振るい、感染爆発が起きていた当時、都内で稼働率69%という数字は酷すぎる。患者さんが溢れていたはずなのに、なんで診ないのか。どう考えてもおかしい。ぼったくりを疑われても仕方ないのではないでしょうか。尾身さんは、もう表に出ないほうがいいでしょう。なんの説得力もないし、一人の医師としての良心を疑ってしまう」

東京都内には、行き場を失ったコロナ患者が溢れていたが、実は空いている病床はあったのだ。町医者として、自身のクリニックに次々と押し寄せるコロナ疑い患者に対応していた前出の長尾和宏医師（長尾クリニック名誉院長）も憤りを隠さない。

「あんなのぼったくりでしょう。でも、彼ら（ＪＣＨＯ）の責任は、結局うやむやにされていますよね。本来であれば、こういう誰にとっても未知の難しい局面こそ、言論の多様性が担保されなきゃいけないと思うのですが、私のようなワクチン反対を唱える意見は政府に採用されることもないですし、大々的に発言するチャンスすらない。私の元には、殺害予告まで来るんですよ。でも、政府の分科会会長の尾身さんの病院が堂々とぼったくっても、野党もマスコミも誰も追及しない。この状況は、やはり異様だと思います」

空床補償でぼったくっていた疑惑があるのは、尾身氏が理事長を務めていた病院だけではない。２０２２年11月７日、会計検査院が報告書の中で、９都道府県で計約55億円分の不正受給があったと指摘した。13都道府県の１０６医療機関を調査したところ、東京、大阪、愛知など９都道府県32病院でコロナ以外の患者が入院しているのに補助金を受給したり、受給対象となる日数を過大に申請したりしているケースが見つかったという。

それを受けて厚労省も同月8日付で、都道府県に対し、2020年度〜2021年度の2年間で支払いを受けた各医療機関に過大受給などがなかったかを照会するよう求めた。回答期限は12月上旬で対象施設は少なくとも約4000施設。不適切な受給が確認されれば、都道府県が返還を求めると報じられている（読売新聞オンライン「コロナ空床補償、不適切受給を一斉点検へ…全国の医療機関4000施設対象」2022年11月15日）。

コロナファーストの思わぬ副作用

コロナ以外の患者を入院させていただけではない。第7波になってから、次のような問題も起こっていたという。ある地方の病院に勤める医師が証言する。

「うちの病院のコロナ病床には、介護施設でクラスターが発生して、対応できないので受け入れてほしいと搬送されてきた高齢者の患者さんが多く入院していました。

陽性であるのは間違いないのですが、オミクロンになってからは無症状か軽症の方々ばかりなので、入院してきた頃は基礎疾患があってもそれほど深刻な状態ではないのです。

でも、いったんコロナ病床に入ると、隔離状態になって病床の外に出られないので、満足な運動や廊下を歩くことさえできなくなります。リハビリスタッフもコロナ病床には入れないので、患者さんの筋力が弱ってどんどん衰弱していく。退院する頃には体力だけでなく認知機能も悪くなり、要介護度が上がってしまう。つまり、かえって状態を悪くして、施設に戻すことになるのです。これでは、なんのために入院させているのかわかりません」

さらに、こんな指摘もある。コロナ病床を確保すると、空き病床があっても1フロア全部が潰れてしまう。そのうえ、医療スタッフに陽性者や濃厚接触者が出ると、ただでさえギリギリで回している人手が足りなくなってしまう。そのために、脳卒中や心筋梗塞といった急を要する命に関わる病気の対応が、満足にできなくなってしまうのだ。実際、日本経済新聞のインタビューに応じた愛知県病院協会の伊藤伸一会長が、次のように率直に語っている。

――愛知県内では新型コロナ患者のうちコロナ専用病床に入院する人と、それ以外の病床に入院する人が同数に近い時期もありました。

「コロナという疾病のためだけの病床を持つ必要はもうない。インフルエンザなど一般の感染症と同じ対応にすべきだ。病棟をすべてコロナ向けにして重装備の感染防護をする必要がどれほどあるか。感染を完全に防げるのはいいが、コストパフォーマンスの問題だ」

――入院治療でも一般医療への影響はありましたか。

「コロナは医療機関の病床を占有してしまう。一般医療にしわ寄せが来てしまった。本来なら脳卒中や心筋梗塞の患者が入院治療を受けられたはずなのに、コロナ病棟を設けるとできなくなる。地域医療として大きな問題で、影響を検証しなければならない」(日本経済新聞「『第7波　一般医療への影響、検証を』愛知県病院協会長 コロナ対策 中部の教訓」2022年10月14日)

物品購入費にも補助金が下りる

空床補償だけではない。首をひねりたくなるような補助金の使い方もあったという。前出の池田さんが話す。

「コロナ患者に対応するため必要になった物品の購入費も、申請が通れば全額補助金が下ります。たとえば、コロナ患者が院内で亡くなった際に遺体を収納する遺体収納袋（非透過性納体袋）なんかは、コロナ患者用の病床を備えているうちのような病院では準備しておく必要がありますよね。こうした物品は、確実に助成金が下ります。基本的に、古い設備の買い替えは認められないのですが、コロナ対応のために必要だったと説明する文章を上手いこと書いて、東京都を説得することができれば、全額負担してくれるのです。

実は、コロナが流行り出した当初、うちの病院では物品購入費に補助金が下りる仕組みを把握していませんでした。でも、他の病院が補助金で救急車を買ったという噂を聞きまして、それならと、うちでも積極的に申請するようになりました。最近は審査が厳しくなり、かなり通りにくくなったのですが、2020年当時は、〝ザル〟のようになんでも通る時期がありました。うちの病院ではCT（約8000万円〜）やPCR検査機器なんかの購入費にも、補助金が下りました。もちろん、コロナ対応のために必要な設備ですし、金額が大きいだけに、補助金が入ってくれば病院としてはありがたいのですが……。

結局、どこまで申請するかは、病院担当者の匙《さじ》加減によるところが大きいんです。細かい費用まで申請するのを面倒くさがる人も、当然いるでしょうしね。それに、東京都側の判断も時期によってまったく違う。明らかにコロナ病棟でしか使用しない物品に、補助金が下りなかったことも当たり前のようにあり、何が通って何がダメなのかは、申請してみないとわからないところに不透明さを感じます」

このように、コロナに対応する病院には、過剰とも言える手厚い支援が行われた。その結果、慢性的に赤字続きだった病院の多くが、コロナをきっかけに黒字回復した。空床補償の問題について、朝日新聞が次のように伝えている。

「『こんなに黒字になってよかったのか。疑問は残ります』――

関東のある県立病院の経理担当者はこう打ち明ける。2019年度までの数年間は約7億円の赤字が続いたが、20年度は9億円の黒字に転じた。昨年4〜6月は、県の要請で約260床のほぼすべてをコロナ患者受け入れのために空け、最大18人のコロナ患者を受け入れた。一般診療を再開した後も、コロナ病床を34床確保するために一般病床70床を休床するなどした結果、約30億円の「空床補償」が国から支払われたからだ」（朝日新聞「『正直もらいすぎかも』赤字続きの公立病院、空床補償で大幅黒字に」2021年12月16日）

2021年11月に厚生労働省が発表した「医療経済実態調査」によると、2020年度、一般病院にはコロナ関連の補助金が平均2億3700万円支払われており、補助金がなければ本来赤字だったところ、平均1300万円の黒字になったという。また、財務省の財政制度分科会（令和4年4月13日）開催時の資料「社会保障」（2022年4月13日）によると、公的医療機関の経常損益は、国立病院機構は令和元年度（2019年度）まで赤字か100億円未満だったのが600億円近い黒字、地域医療機能推進機構（ＪＣＨＯ）は50億円未満だったのが２００億円を超える黒字、公立病院は１０００億円近い赤字が一気に約１２００億円の黒字に転換した。
コロナバブルは明らかに、経営に苦しんでいた病院の救世主となったのである。

補助金依存症に陥る病院

潤った病院が多い一方で、現場で働く医療従事者は、経営陣との距離感を感じることがあったという。札幌市の総合病院で働く看護師の山本佳奈さん（仮名）が語る。

「感染拡大が起きている時には、呼吸器科以外のスタッフも総動員して、コロナ対応にあたっていました。呼吸器科以外の医療スタッフにとっては、正直言ってリスクしかない。担当科の仕事だけでなく、診たくもない専門外の仕事にも追われるのです。私たちも人間なので、みなメンタルが追い込まれてきて、第7波の時は常にピリついていました。新人教育に時間を割くこともできず、せっかく入った新人看護師のなかには辞めてしまった人もいる。あの院内の殺伐とした雰囲気に耐えられなかったのかもしれません。

現場はそれぐらい追い詰められていたのですが、病院はコロナ関連の補助金によって相当儲かったのでしょう。コロナ対応や呼吸器科とはまったく関係のない、心電図モニターやらナースコールの機器やら高価な設備が一新された時には、スタッフ一同唖然としました。『そこじゃないだろ！』と。もちろん、収益を上げたい経営者側の気持ちもわかりますよ。でも、やっぱりコロナの感染拡大によって、逼迫寸前にまで追い込まれていたわけですから、入ったお金はそこに投じるべきじゃないですかね」

「医療逼迫を解消する」という名目で7兆6000億円もの巨費が投じられたにもかかわらず、救えるはずの命が救われず、医療スタッフも疲弊するという本末転倒なことが起こっていたのだ。一方で、慢性的な経営逼迫状態に陥っていた医療機関は、巨額の補助金にジャブジャブ浸かり切ってしまった。こうして日本の医療は「補助金依存症」に陥り、蝕《むしば》まれてしまったのだ。

COLUMN③

暴力団も!「持続化給付金」の不正受給

5兆5000億円に群がった悪い奴ら

新型コロナウイルス感染拡大の影響によって売り上げの減った中小事業者やフリーランスなどの個人事業者の支援が急務となった2020年春、事業の継続を支える「持続化給付金」の申請が開始された。売り上げが前年同月比で50%以上減少した資本金10億円未満の事業者が対象となり、中小の法人には最大で200万円、個人事業者には最大100万円が給付された。支給された給付金の使途に制限はなく、個々の状況に応じて幅広い用途で使うことのできる柔軟性の高い施策だった。

2020年度の第一次補正予算で2兆3176億円、二次補正で1兆9400億円が追加されたが、予想以上に申請が多かったことで同年8月に予備費から9150億円を積み増し、さらに同年11月に申請の少なかった「家賃支援給付金」から3140億円が充当されるなど予算は膨らみ続けた。最終的には、2020年5月～2021年2月の期間中に申請した約424万の事業者に合計5兆5000億円が給付された。

経済的に苦しんでいた中小・個人の事業者にとって大きな支援となり、事業継続に役立ったケースは多いとされ、政府としては珍しいスピーディーな決断も好評だった。しかし、一方で即応性を重視しようとするあまりに「性善説制度」にしたことで確認作業の正確さが犠牲になり、その「スキ」が目ざとい不届き者たちに狙われることになった。持続化給付金の「不正受給」が横行したのだ。

2022年5月、家族4人を中心に犯行グループを形成し、持続化給付金詐欺では過去最大となる約9億6000万円を不正受給したとする巨額詐欺事件が発覚して世間を驚かせた。犯行グループのリーダーとされる男は、知人ら40人ほどを約15班に分けて「給付金は誰でももらえます」「著名な税理士の先生が給付金を合法的に受け取れる方法を教えてくれる」などとうたってセミナーを開催。参加者から運転免許証や保険証のコピーを受け取り、この男の元妻や長男がインターネットを通じた申請手続きを担当。次男らが確定申告書を偽造して税務署に提出するなど組織的な犯行によって持続化給付金をだまし取り、申請者の口座に100万円が入金される前後に15万〜40万円ほどを「手数料」として回収する仕組みだった。犯行グループは数カ月間で約1780件もの不正な申請をしていたが、当初はチェックが甘かったことでほとんどが給付対象になった。

2020年7月頃から中小企業庁の審査が多少厳しくなって却下されることが増え、違和感を覚えた持続化給付金事務局が警察に情報提供したことで容疑が露見した。といっても、犯行グループは審査の甘い当局をナメてかかっていたのか、「確定申告書の収入額で同じ数字を使い回す」といった稚拙な行為をしており、事務局はそうしたずさんな申請を怪しんだにすぎない。もっと巧妙なグループであったなら、当局が犯行に気づけたかどうかは不明だ。

2022年6月には、現役の東京国税局職員だった男を含む総勢17名が検挙される大規模な不正受給事件が報じられた。こちらも「暗号資産（仮想通貨）に投資すれば個人事業主になるので合法的に給付金を申請できる」「受け取った給付金をビットコインに投資すれば2倍になる」などとうたってセミナーを開き、集まった大学生ら約200人分の名義を集めて約2億円を不正受給したとされる。主犯格とされる男は逃亡先のドバイから帰国後に逮捕。男は暗号資産関連のマルチビジネス事業「マイニングエクスプレス」の投資グループ幹部でもあり、マルチ商法の手法が給付金詐欺に使われた事件だったとも言える。

不正受給の額は180億円以上が確定

　こうした事件化しているものだけでなく、申請期間中はSNSやネット掲示板などでは「給付金メンバー募集！　○月○日に都内でセミナー開催」などという募集の書き込みが散見された。そのようなセミナーでは「経済を回すために堂々と受給して使いましょう」などと煽って参加者の罪悪感をなくし、さらに「当局から確定申告は自分で提出したかという確認の連絡がきたら『自分で出した』と答える」「事業所の場所を聞かれたら『自宅』と答える」といった想定問答を指南。連絡はLINEグループのみで行われ、参加者同士の連絡先交換を禁止にすることで犯行の発覚を防いでいた。

　前述したような億単位の被害額になった事件は、関わった人間の多さや作業の煩雑さから生まれるスキによって犯行が明るみになったが、いまだに摘発を免れている不正受給が無数にある可能性は十分に考えられる。

　実際、警察が発表したものだけでも、2021年1月に総額約3億円の持続化給付金をだまし取ったとして栃木県の男を逮捕、同年2月には日本中央競馬会（JRA）のトレーニングセンターで働く調教助手と厩務員ら100人以上が総額1億円以上の不正受給をしていた疑いが発覚、2022年9月には厚木市の小林常良市長の次男を含む犯行グループが計約1億円の不正受給に関与した疑いが判明するなど、大規模な事件が続々と明らかになっている。また、個人レベルでも不必要な申請による不正受給が横行していたとみられ、厳正に審査したらアウトになるような「グレー」な申請も多かったとされる。

こうした状況を受けて、経済産業省は持続化給付金の自主返還の受け付けを開始。「本来なら不正受給は犯罪だが、〝誤って〟受給した場合は自主的に返還すれば罰則も加算金もなし」という〝大サービス〟をしたことで相談が相次ぎ、2022年5月末までに約1万5000の事業者から総額約166億円が返納された。さらに、経済産業省は持続化給付金を不正に受給したと認定した個人・法人の名前や住所などを公表し、同年12月までに不正受給総額が約16億2000万円に上ったことを報告している。つまり、最低でも自主返還額と合わせて180億円以上が「不正受給」されていたと確定したことになる。当然、事件として捜査中のものや発覚していない事例を含めれば、現状よりはるかに大きな金額になるだろう。

暴力団の新たな「シノギ」か

個人・法人による不正受給も許されないものだが、それ以上に深刻な問題がある。持続化給付金が暴力団の大きな資金源になっていた可能性が高いのだ。

２０２２年９月、警視庁は持続化給付金を詐取したとして指定暴力団稲川会系組幹部の男や税理士ら７人を逮捕。７人は営業実態のない法人２社が新型コロナの影響で売り上げが減ったとする虚偽の内容で給付金を申請し、現金計４００万円を国からだまし取るなどし、少なくとも12件、合計１９００万円の不正受給に関わったとされる。そのうちの一部は暴力団の資金源になっていたとみられる。

その他にも、２０２２年３月に山口組系の組員の男が知人ら約20人とともに不正受給を繰り返して２０００万円以上を詐取した容疑で逮捕、同年７月には右翼団体代表や住吉会系組長らが新型コロナで収入が減った個人事業主や会社を装って計３００万円の給付金をだまし取ったとして摘発されるなど、暴力団員が関与した不正受給事件が相次いだ。また、暴力団の資金源となったとみられる持続化給付金の不正受給がらみで、驚くことに13回逮捕された男もいる。

さらに、２０２２年１月には京都府警が覚せい剤の密売人や客の男ら計30人を摘発する事件があったが、密売人として逮捕された住吉会系の元組員らは国から計300万円の持続化給付金を不正受給し、覚せい剤を仕入れる資金にしていたという。こうした状況を見れば、もはや持続化給付金は暴力団の新たな「シノギ」になっていたと考えるのが妥当だろう。

当然ながら一般の不正受給者と違って暴力団は自主返還などするはずがなく、総被害額は計り知れないものがある。暴力団だけでなく、半グレ集団など他の反社会的勢力の資金源になっていた可能性もあるだろう。いずれにしても、元は庶民の血税である持続化給付金が「悪い奴ら」に目をつけられ、暴力団をはじめとする反社会的勢力に流れてしまったことは間違いない。

電通による「中抜き疑惑」も

また、持続化給付金制度をめぐっては巨額の「中抜き疑惑」も指摘されている。政府は持続化給付金を配布する事務作業を、「一般社団法人サービスデザイン推進協議会」(以下、サ推協)に669億円(契約額は約769億円)を支払って委託した。サ推協はこうした国の大きな施策を委託されるような規模とは思えない小さな事務所の社団法人だったが、給付された5兆5000億円の事務作業の約8割を担当した。

すでにこの時点で首を傾げたくなるが、「NHKスペシャル」の報道などによると、さらにサ推協は業務の95・9％を大手広告代理店「電通」に丸投げ状態で再委託していた。再委託で電通に支払われたのは641億5000万円で、サ推協は差額についても大手銀行に振り込み業務を外注するなどしており、これを疑問視した野党議員から衆院経済産業委員会で「残りの業務の中身は何もないから幽霊会社でも務まる」と追及を受けた。電通に再委託された業務は次々に下請けに回され、最大9次までの多重下請けになったことから「電通による中抜きシステムでは」と指摘された。

サ推協は2016年に電通や人材派遣大手のパソナなどが中心となって設立したもので、いわば今回のケースは「電通が元請け」と言える。だが、政府の事業を電通がそのまま請けたら批判されるおそれがあるため、公益性が高いとされる一般社団法人であるサ推協を「トンネル団体」にしているのではないかと疑われている。再委託にはパソナも大きく関与し、身内で利益を分け合う構図だった。サ推協は経済産業省による「おもてなし規格認証」事業を落札した際にも、業務を電通やパソナに丸投げしている。さらに、再委託によって「下請け」になると、国に経費の詳細を報告する義務がないという

〝メリット〟があり、再委託事業費のうち69％を占めたとされる人件費が適切かどうかのチェックを逃れることができる。給付金の審査業務にあたった派遣社員は「大半が素人」だったとされ、そのせいで給付が遅れた事実からも「人件費」の使途には疑問が残る。

「魔が差した」レベルの一般人から詐欺集団、暴力団などの反社会的勢力、そして日本の広告業界を牛耳る巨大企業まで……持続化給付金で多くの人が助かった一方、とてつもない額の血税が「食い物」にされたのだ。

第五章　「ＰＣＲ検査」狂騒曲の内幕

無料検査所に3200億円

コロナ感染拡大抑止の手段の一つとして、全国に無料検査所が設置された。その数は1万3000カ所にも上るとされている。駅前の広場に設置された簡易テントや街中の空き店舗に設けられた無料検査所の様子を見たことがある人は多いだろう。なかには、実際に利用したことがある人もいるにちがいない。

この施設を運営しているのは、自治体から委託された民間の事業者だ。東京都福祉保健局のホームページを見ると、対象事業者は医療機関、薬局、衛生検査所（衛生検査所の登録を受けていること）となっている。この事業は2021年末にスタートしたが、その予算に国は令和3年度（2021年度）補正予算で3200億円を充てている。

できるだけ多くの人を検査することで、陽性者には外出を控えてもらい、感染拡大を抑止する。そして、社会経済活動を維持できるようにするというのが、無料検査所設置の目的だ。その目的が達成されているのなら、3200億円の予算も無駄ではなかったと言えるかもしれない。

しかし、その目論見どおりになっていたのだろうか。実は委託事業者を儲けさせただけだったのではないかと思わざるを得ないような実態があるのだ。

東京都の場合、無料検査所の事業者の募集は1回目が2021年12月17日から2022年2月28日、2回目が2022年4月25日から5月13日に行われた。これによって、2022年4月末時点で東京都の無料検査所は同年1月末に比べ、2・7倍のおよそ800カ所にまで増えた。全国では1・7倍の1万カ所にも上ったと伝えられている（NHK「コロナ 国〝連休前に検査を〟無料検査所は1月の1・7倍に」2022年4月23日）。

その設置・運営のための助成金はどうなっているのか。東京都の場合、まず「検査体制整備等費用」として、上限で130万円が支給される。これには内装・設備工事費（上限100万円）、備品購入費（上限30万円）が含まれる。

次に、PCR検査一回当たり上限1万1500円（うち、キット購入費用など事業者の検査費用として8500円、人件費等各種経費として3000円が含まれる）、抗原定性検査の場合は一回当たり上限6500円（うち、キット購入費等3

500円、人件費等各種経費として3000円が含まれる）が支払われる。

　これらのうち、検査キットの購入費は実費分の支給となる。したがって事業者の儲けが出るのは、人件費等経費の3000円から人件費や固定費を除いた分となる。たとえば、一日100人が検査を受けに来たとしたら、人件費等各種経費として30万円の支給。それが1カ月続けば900万円となる。そこから、人件費や固定費が200万円かかったとしても1カ月で700万円、1年で8400万円の利益が出る計算だ。

500円の商品券を配っても儲かる

　このように無料検査所は、たくさんの人が検査を受ければ受けるほど儲かる仕組みになっている。しかし、そのために次のような疑問の残るお金の使い方がされていた。

　テレビ朝日の報道によると、都内にある無料検査所では、検査を受けた人に500円の商品券が配られていたのだ。なかには9回も検査を受けて、9回商品券を受け取った女性もいたと報じられている（テレ朝ｎｅｗｓ「無料ＰＣＲ検査で『商品券』何度でも…〝事業経費〟事業者が多く得るため？」２０２２年7月29日）。

人件費等各種経費３０００円から商品券の経費として５００円を差し引いても、２５００円が残る。それに商品券を配ったとしても、それで検査を受ける人が増えれば、経費を上回る儲けを出すことも容易だろう。

たとえば、前述のように一日１００人来る検査所が、商品券を出すことで検査を受ける人が１・５倍に増えたとすると、人件費等各種経費の支給額が一日30万から45万円となる。そこから、１５０人分の商品券の経費７万５０００円を差し引いても、支給額の残りは37万５０００円、つまり商品券を出さない場合より25％アップ、７万５０００円も儲けが出ることになる。

もし検査を受ける人が2倍に増えれば、人件費等各種経費の支給額が60万円となり、２００人分の商品券の経費10万円を差し引いても支給額の残りは約66％アップの50万円となる。なので、たとえ商品券目当てであったとしても、前出の女性のように何度も検査を受けてくれる人は事業者にとってありがたい存在にちがいない。

しかし、これらのお金はすべて税金から出ていることを忘れるべきではない。公衆衛生を目的として行っている検査の数を増やすために〝おまけ〟をつける行為が許されることなのか、検査を委託している政府・自治体の側も考えるべきだろう。

検体廃棄や補助金詐取の不正が横行

それに、次のような不正も起こっている。TBSが報じたところによると、神奈川、埼玉、福島、宮城の4つの県に、「プライベートクリニック六本木」という閉院した医院の名前を勝手に使った無料検査所が、少なくとも12カ所設置されていた。そして、この検査所を実際に運営していた会社に勤めていた社員によると、検査した人から採取した検体はまともに検査されず、捨てられていたという。また、無料検査所をめぐっての投資話のトラブルもあり、この会社の責任者に300万円を投資した人もいると報じられている（TBS NEWS DIG【調査報道23時】「閉院したクリニックが無料PCR検査所開設 元院長が証言『勝手に名前を使われた』ずさんな検査体制も『検体捨てますね』」2022年6月16日）。

次のような不正も報じられている。2022年10月31日、富山市のホテル業の代表を務める40代男性と、同じく食品加工会社の代表を務める40代男性が、580人分の補助金、計約1744万円をだまし取った詐欺容疑で富山県警に逮捕された。県警によると、ホテル業の男性は自らが経営するホテルのフロント横に無料検査所を設置。このホテルは繁華街に近く、当初は飲食店に勤める人たちが検査に訪れると見込んでいたが、検査件数が思うように伸びず低迷した。

そこで、食品加工会社の男性に相談したところ、みずからの会社の工場従業員を動員することを計画。「出張」という名目で検査を受けさせ、件数を増やそうとした。しかし、県に届け出た検査所で受けなければ補助金の対象にならないため、検査所で受けたことにして、補助金を申請していたという（読売新聞オンライン「コロナ検査補助金詐取 全国初摘発」2022年11月1日）。

こうした不正が、全国各地の無料検査所で行われていた疑いもある。読売新聞が2022年9月、47都道府県に検査事業者の処分や行政指導の件数を訊ねたところ、6府県が不正行為の疑いで検査事業者の登録を取り消していたり、行政指導をしたりしていたことがわかった。福島、埼玉、神奈川の3県で、前述の閉院した医院の名前を勝手に使っていた検査事業の登録を取り消したほか、大阪、兵庫、沖縄の3府県が17事業者に行政指導を行っていた。大阪府では、受検者にＰＣＲ検査と抗原検査を同時に受けるように促し、補助金を二重に受け取ろうとした不正行為が確認されている（読売新聞オンライン「コロナ無料検査、6府県で不正疑い…診療所の名義無断使用・補助金の二重取り画策も」２０２２年10月7日）。

無料ＰＣＲ検査所を利用したなかには、「自治体からの委託だから」と信頼して検査を受けた人も多いのではないだろうか。しかし、補助金のためだけに設置・運営され、陽性または陰性の判定が信用できないような検査所もあったのである。

〝やりっぱなし〟無料検査所に意味はない

そもそも、このような無料検査所を設置することに意味があるのか。東京大学大学院で医療経済を研究している五十嵐中《あたる》さんは無料検査の補助金は無意味と断ずる。「検査精度の担保もなく、陽性者が出ても検査所はＨＥＲ‐ＳＹＳ（ハーシス。新型コロナウイルス感染者等情報把握・管理支援システム）に登録すらしない。陽性判定が出たら『病院で検査してもらってください』で終わりの医療機関任せ。PCR検査は隔離が伴わないと予防にもなりませんし、補助金を付ける意味はまったくないでしょう」

また、無料検査は原則として症状がない人が対象となるため、陽性と判定されてもおのずと「無症候性感染者」となる。したがって、どんどん隔離しない限り、このような人を見つけることは医学的に意味がないのだ。石本病院（茨城県）院長の中村幸嗣医師が話す。

「無症候性あるいは軽症の患者が受診しても、病院としてできることは何もありません。HER－SYSに登録して『症状が悪化したら連絡してください』と伝え、症状が出始めたときのために、カロナール（解熱鎮痛薬）を処方する程度です。発熱外来で混雑すると、当然のことながら待ち時間が長くなりますし、軽症以下であれば薬局で解熱鎮痛薬を買い、家で寝ていたほうがいい。もし無料検査所を設置するのならば、HER－SYSの登録を医療機関にさせるのではなく、無料検査所が代わりに行って、『悪化したら医療機関に連絡を入れてください』と伝えてくれたほうがよかった」

安価でのPCR検査を提供できた理由

自治体が運営する無料検査所以外にも民間の有料検査所がある。その先駆けとなったのが、木下工務店、木下不動産などを経営する「株式会社木下グループ」傘下の「新型コロナPCR検査センター」だ。

同グループが手掛ける検査センターは、2020年12月4日に新型コロナ検査センターの1号店を新橋に開設。それから店舗数を増やしていき、2021年8月には全国140店舗となったが、2022年11月末現在は95店舗に減っている。「医療法人社団和光会監修」とされており、来店検査が1900〜5000円、郵送検査キットが2900円、団体向け集配検査が1900円/人となっている。

なぜ、畑違いに見える同グループが検査センターの事業を始めたのか。また、どうして低価格での検査を実現できたのか。木下グループの広報は以下のように話す。

「木下グループは、コロナ禍においてリモートワークが難しい介護や福祉事業なども手がけています。当初はお客様やスタッフをコロナから守るためPCR検査を実施していました。そこから支援するスポーツチームやその関係者など団体規模での協力要請があり、『少しでも社会貢献につながれば』という思いから（利益度外視で）PCR検査の事業化を決定しました。

当時はPCR検査の価格もかなり高額でしたが、木下グループでは、グループ傘下の医療法人社団和光会をはじめ、リフォーム事業、不動産事業、抗菌事業など当社のノウハウを集結させ、検体の採取から検査まで自社ですべて完結することで、安価でのPCR検査の提供を可能にしました。1号店の新橋店も2020年12月と、民間企業の参入としてはかなり早かったと思います。そこから政府や各自治体などから多数の協力要請を頂き、全国の地方都市や空港、ターミナル駅などに店舗を増やしていきました」

とはいえ、民間の事業である限り、儲けが出なければ持続することは不可能だ。ホームページには、木下グループ全体でこれまで500万件以上の検査実績があるという。一件当たり平均2000円だとしても、単純計算で売り上げは100億円以上になる。

実際、別の会社だが、ソフトバンクグループの「SB新型コロナウイルス検査センター株式会社」の決算を見ると、2021年度（2021年4月1日～2022年3月31日）の売上高は約100億3958万円、営業利益は約14億6995万円、純利益は9億2291万円となっている。民間企業にとっても、検査事業がいかに旨みのある事業かわかるだろう。

前述の木下グループは、「多額の儲けにつながりましたが、それはあくまで『結果的に』であり、コロナが流行し始めた直後に政府からの支援も不透明な状態で、民間でいち早く参入するというリスクもあるなかで、国民を助けたいという思いで『儲け度外視』でスタートした」（木下グループ広報）と取材に答えている。

PCR検査が「イモトのWiFi」を救った

もうひとつ、自費PCR検査の事業を展開して莫大な利益を上げた有名な会社といえば、「にしたんクリニック」が挙げられる。

にしたんクリニックは「イモトのＷｉＦｉ」で認知度が高いルーターレンタル会社、エクスコムグローバルが運営しているが、エクスコムグローバルはコロナパンデミックによって海外渡航が激減したことで、収益の柱であったＷｉ－Ｆｉ事業の売り上げが98％減と、ほぼゼロになった。

２０２０年夏、同社社長である西村誠司氏はパンデミックが長引くなかで、知り合いの経営者たちから「社員にＰＣＲ検査を受けさせたいが、どこか病院を知らないか」と聞かれたことと、東京都内で美容外科中心に展開をしていたにしたんクリニックの運営に関わっていたことから思いつき、それからおよそひと月後の２０２０年８月24日にＰＣＲ検査事業を開始した。

２０２０年11月にはテレビコマーシャルがスタート。同年11月ごろから事業が軌道に乗り、２０２１年１月27日時点で累計検査数は50万件を超え、毎日１億円の売り上げを出すまで拡大した（日経ビジネス「海外旅行壊滅で売り上げ98％減、『イモトのＷｉＦｉ』を救った意外な新事業」２０２１年３月５日）。

エクスコムグローバルの2021年8月期の売上高は176億円だ。もしPCR検査事業がなければ、これほどの売り上げを出すことはできなかったはずだ。まさにPCR検査事業が救いの神になったと言える。

院内検査なら病院は利益を出せる

PCR検査は医療機関にも大きな利益をもたらした。新型コロナウイルス感染症に対してPCR検査が保険適用になったのは2020年3月6日。それまでは病院が保健所に申請し、保健所が必要と判断した場合にPCR検査を発注していたが、保険適用となったことで医療機関が院内検査を行うか、あるいは検査会社へ直接依頼できるようになった。

当初は鼻咽頭ぬぐい液を検体としたPCR検査しか保険適用されておらず、実施できる病院も少なかった。それが2020年6月2日の厚生労働省の通達で、「唾液を用いたPCR検査」も可能となったことで状況が大きく変わった。

唾液を用いたPCR検査だと、検体の採取を患者個人が行えるため、医療従事者の手間が少ない。また検体採取の技量が不要になるため精度上の問題も少ない。それならばとPCR検査を導入する医療機関が増えたのだ。

2021年12月30日まで、医療機関のPCR検査は、診療報酬として1万3500円が加算されていた。前出の石本病院院長・中村幸嗣医師は、PCR検査は院内検査で行えば一回ごとに大きな利益になるという。

「当時、PCRの検査機器は1000万円ぐらいでした。試薬は複数回まとめて行って1000円／回程度が相場。1回の検査で病院の利益は1万円ほどになりました。1000回検査をすれば、検査機器の元が取れる計算なので、3カ月もあれば黒字化し、その後はすべて利益になるわけです」

厚労省は2021年12月10日付の通知で、同年12月31日以降に行われる院内PCR検査の診療報酬を7000円にまで下げた。しかし、それでもPCR検査を行えば、医療機関には大きな儲けになるという。

「PCR検査に使用する試薬代は下がりません。医療機関に入る一回ごとの診療報酬が6500円減ったことになりますが、それでも院内検査は1回5000円ほど

の利益は見込めますから、まだ十分に美味しいと言えるでしょう」(同前)

PCR検査は感染拡大防止に役立ったのか

コロナのPCR検査は検査会社にも大きな利益をもたらした。

たとえば、臨床検査受託大手ビー・エム・エルの決算資料を見ると、2020年度の売上高は、コロナ以前の2019年度と比較して178億3900万円の売上増。他の事業は軒並み業績が悪化しているなかでも、会社全体の営業利益は前年比104・2%増の199億3600万円となっている。

さらに検査数が増えた2021年度の決算資料では、前年比で臨床検査事業は36・2%の大幅増。営業利益は前年比145・2%増を記録した。コロナ発生当初は、受診控えで検査件数が落ち、苦しんでいたはずだ。それが、PCR検査バブルで一気に逆転したのである。

PCR検査や抗原検査が本当に必要なものであるならば、特定の業種や企業が儲けることも非難されるべきではないだろう。しかし、これらの検査は発症者の診断や治療のために行われているだけでなく、膨大な数の無症状の人たちにも行われている。それによって、感染の流行が抑えられているならともかく、日本は第7波で世界最多の陽性者数をたたき出した。

さらに言えば、無症状者まで含め陽性者を毎日数え上げることで、感染拡大を印象づけて、コロナの恐怖を必要以上に煽っていないだろうか。そうしたことに、国費をつぎ込むことが本当に正しいのか、我々は冷静に考える必要がある。

COLUMN④

接触確認アプリ「COCOA」惨敗録

他国に遅れたデジタル対応

厚生労働省とデジタル庁が連携して保守・運用管理を行っていた新型コロナウイルス接触確認アプリ「COCOA（ココア）」が2022年11月11日、ついに運用停止された。厚労省では、先立つ9月26日から新型コロナ陽性者の全数把握を簡略化し、陽性報告の対象を重症化リスクが高い高齢者や妊婦などに限定する運用が全国一律で始まったことでCOCOAへの登録者も限られることを停止の理由としている。

COCOAの導入が発表されたのは、最初の緊急事態宣言が明けた2020年5月25日のことだった。

当時、テレビなどでは「台湾のコロナ対応の優秀さ」が盛んにもてはやされていた。「デジタル技術をフル活用して、マスク購入はスムーズに行われ、感染者の行動履歴管理も徹底しているから感染が広がらない」「天才オードリー・タン氏がコロナを防いだ」「それに比べて日本はデジタル分野で遅れている」というのだ。

実際には台湾でもその後のデルタ株やオミクロン株の流行時には他国と同様に大規模な感染拡大が起きているため、こうしたデジタル対策がどれほど有効だったかは検証を要するだろう。とはいえ、日本政府のデジタル対応が大きく遅れていたことにはちがいない。

この時期の近隣国を見ても、中国では接触確認アプリの「健康コード」が国民全体で使用され、韓国でも政府による感染者移動経路管理が行われていた。

それらを追いかける形でCOCOAは導入されることになった。

内閣官房の情報通信技術総合戦略室によれば、、2020年5月にアップルとグーグルが発表した接触通知アプリに組み込むAPI(アプリケーション・プログラミング・インターフェース=独自に開発したアプリを連携させるシステムのこと)を活用した日本独自のアプリという触れ込みだった。その仕様は「COCOAをスマートフォンにダウンロードすると、ブルートゥース機能を使って陽性登録者の半径1メートル以内で15分以上接触した可能性のある人を検知して、その通知が送られてくる。通知を受け取ると、PCR検査の受診など保健所のサポートを早く受けることが可能になる」というものだった。

安倍晋三首相（当時）は２０２０年６月14日に出演したニコニコ動画の番組内で「新たな日常をつくっていくうえにおいて、アプリは大きなカギとなる」とＣＯＣＯＡの可能性に期待を寄せた。

業者に丸投げだった厚労省

アプリの制作・運営は厚労省からパーソルプロセス＆テクノロジー社（以下、パーソル）へ随意契約の約３億９０００万円で発注された。

パーソルは、これよりも先に保健所・医療機関等での新型コロナ感染者情報を把握管理するためのシステム「ＨＥＲ－ＳＹＳ（ハーシス）」の開発・保守等を請け負っていて、この契約にＣＯＣＯＡ事業を新たに加えた形であった。

だが後の調査によると、実際にパーソルが関わったのは全体の工程管理だけで、制作と運営のほとんどを日本マイクロソフト、ＦＩＸＥＲ、エムティーアイに再委託。さらにエムティーアイは孫請けも使っていた。再委託の金額は、日本マイクロソフトが８４１６万円、ＦＩＸＥＲが９３３３万円、エムティーアイが１億９０９３万円（孫請け分を含む）であったことが厚労省の資料からわかっている。

厚労省とパーソルの契約では再委託の比率を原則2分の1未満にすると規定されていたにもかかわらず、実際には契約金額の約94％が再委託に回されていた。こうした規約違反だけでなく、アプリ自体に不具合が頻発したことで、2021年4月から運用の委託先はパーソルからエムティーアイに変更された。これにより、パーソルは業務対価のうち1200万円を自主返納すると発表した。また厚労省の業者任せのやり方も問題視され、事務次官らが厳重注意処分を受けている。

COCOAの初期試行版がGoogle PlayとApp Storeで公開されたのは、発表から約3週間後の2020年6月19日。だがこのバージョンでは、当初に予定されていたHER-SYSとの連携がなされず、他にも複数の不具合が見つかった。

厚労省では「配信開始から1カ月ほどは試行版で、随時デザインや機能を修正していく」としていたが、新バージョンがリリースされるたびに新たな不具合が見つかる状況は続く。

同年9月1日には「広く意見を受け付けてアプリの機能等の改善を図っていくため」としてCOCOAのソースコードをGitHub（ギットハブ＝ソフトウェア開発のプラッ

トフォーム）に公開したが、ここでも多くのバグなどの不具合報告が寄せられた。しかし、それらの報告によってCOCOAが大きく改修されることはなかった。

公開当初からダウンロード数はなかなか伸びず、厚労省の発表では、最終的には延べ約4-20万件がダウンロードされたとしている。これは人口の3分の1程度。ネットなどの声では、職場や学校で半ば強制的に入れさせられただけでまともに使っていない人も少なからずいたというから、これでは効果を発揮することは難しい。

不具合への不満の声が相次ぐ

それでも使い勝手がよく、感染防止効果が顕著であれば利用者は増えていっただろうが、実際の利用者たちからの評判は決して芳しいものではなかった。

ダウンロードサイトに寄せられたレビューにも低評価のものが目立つ。

「陽性者と2日間で15〜16時間も接触していたという通知が来たが、該当する日には1時間ほど外出しただけ。誤動作にもほどがある」「ブルートゥースを常にONにしておかなければならないからバッテリーの消耗がひどいし、情報の抜き取りやウイルスの侵入などに対するセキュリティ面に不安がある」「不明な点をメールで問い合わせしたが返信がされない。やむなく厚生労働省に電話で問い合わせすると『こちらでは対応できないのでコールセンターにかけ直してくれ』↓『コールセンターではわかりかねるので別の問い合わせ窓口にかけ直してくれ』↓『こちらでもわからないので再度メールで問い合わせをしてくれ』とたらい回しにされた。最初に問い合わせてから1カ月近く経過した現在に至っても何らフォローがなされない」……などなど。

その一方で「夜中に通知が来て、翌朝一番に感染者旅行者相談センターに電話を入れると、懇切丁寧な説明を受けられて安心しました」「通知が来てからすぐに自己負担なしでPCR検査を受けられた」などの高評価もあったが、複数のネット上の声を見たところだと、通知が来てからの対応は自治体ごとでかなり差があったようにもうかがえる。

感染拡大に歯止めをかけるためにはアプリをつくるだけではなく、もっと利用者へのフォロー体制をしっかりと整えておくべきではなかったか。

登録したのは陽性確認者の3%未満

問題は他にもあった。COCOAでは、PCR検査陽性となった際には自ら「陽性登録」をする必要があるのだが、厚労省の発表によれば2021年1月15日時点での登録件数はわずか８０４０件にすぎなかったという。当時の累計陽性者数は30万人を超えていたから、そのうちでＣＯＣＯＡに登録した人は３％にも満たなかったことになる。陽性者が登録しなければ、もちろんアプリで検知することもできない。

さらに２０２１年２月になると、厚労省はアンドロイド版で陽性者との接触を通知できない不具合があったと発表（その後ｉＰｈｏｎｅ版の一部でも同様の不具合が発覚）。しかも、不具合発生は２０２０年９月からとされ、その問題を把握するまでに４カ月もかかっている。この間、厚労省は動作テストすらしていなかったのだ。

厚労省の健康局長は国会の予算委員会で「どの企業の業務が不具合につながったか」を問われると、「現時点ではわからない」と答弁。厚労省はまったくの業者任せで、監督官庁としての役割を果たしていなかったことも露呈した。

２０２２年９月13日の記者会見でＣＯＣＯＡの費用対効果を問われた松野博一官房長官は「令和２年６月に運用開始してから、これまでの契約額は約13億円となっております。接触通知によって人々に行動変容を促すＣＯＣＯＡについては、より多くの方々が利用することで機能が高まるという特性があります」「およそ４０００万ダウンロードされて多くの方々に利用され、行動変容を促す効果が一定程度あったものと考えています」などと要領を得ない回答をするだけだった。

そして、同日に河野太郎デジタル大臣はCOCOAの機能停止の方針を発表した。

COCOAの経費は少なすぎたのか

なお松野官房長官の言う約13億とはHER-SYSの契約分を合わせた数字であり、COCOAの〝失敗〟による損失は先に記した発注額の約3億9000万円ということになる。

新型コロナ対策と称して浪費された額の全体から見れば小さな数字ではあったが、こうしたムダが積み重なって予算が膨れ上がってしまった面は見すごせない。

だが逆にCOCOAに関しては、「経費が少なすぎたから失敗した」との見方もある。たとえば日本と同じシステムのアプリを導入しているドイツの場合、開発に当時のレートで約25億円、月々の運用にも3億〜4億円をかけている。

接触確認アプリを導入した各国の状況を見たときに、本当に感染拡大防止に有効だったのかとの疑問も残るが、それはさておきCOCOAにまつわる一連の顚末が、日本のデジタル行政の後進性を改めて示したことにはちがいない。

なおデジタル庁が発足したあとに公開された「新型コロナワクチン接種証明書アプリ」（接種したワクチンのメーカーや接種回数、接種日時、名前、生年月日などが確認できて、海外渡航時のワクチン接種証明書にも利用できるアプリ）のダウンロードサイトでの評点を見ると、App StoreではCOCOAの2・7に対して接種証明書アプリは3・6。同じくGoogle Playでは2・6と3・2となっている（5点満点、2022年10月時点の数字）。

COCOAのほうが断然複雑なシステムであるため、単純に「アプリの制作・運用のスキルが上がった」とは言い難いが、ダウンロードサイトの評価を見る限り、COCOAは失敗であったと言わざるを得ないだろう。

第六章　飲食店「協力金」バブルの光と影

地方自治体と国からのダブル補償

「盆と正月がいっぺんに来た、と周りの経営者たちからよく聞きます。知り合いの地域では支給が遅れて、それまでの複数回分の協力金がまとめて入金されたそうです。100万円以上の額面が入っているのを見てからは、行政に文句も言わなくなった。普段であれば一日2万円の売り上げもない店だって少なくないです。なのに、25日間で50万円とか100万入るとなれば、店を開けるより休んだほうがいいと思うでしょう？　コロナの自粛で飲食店から不満が聞こえてこないのはこれですよ。笑いが止まりませんから」

そう明かすのは、平成初期から東京23区内でバーを経営するA氏だ。

2020年3月30日、東京都の小池百合子知事は緊急会見で都民に対し「夜間から早朝にかけて営業しているバー、ナイトクラブ、酒場など接客を伴う飲食業の場で感染したと疑われる事例が多発している」として、これらの店の利用自粛を要請し、平日夜間の外出や、週末の不要不急の外出も控えるように求めた。そして政府も同年4月7日、新型インフルエンザ等対策特別特措法に基づき、東京、神奈川、埼玉、千葉、大阪、兵庫、福岡の7都府県に対して1カ月間の緊急事態宣言を発令した。

東京都はこの時、バーやナイトクラブなどの酒場、風俗店、ネットカフェ、カラオケボックス、ライブハウスなどの遊興施設等に休止を要請。居酒屋などの飲食店の店内の営業時間を午前5時から午後8時、酒類提供については午後7時までとした。他の6府県でも千葉県と埼玉県以外は飲食店に対して同様の営業自粛要請をした。

これを受けて都内のバーやスナック、ナイトクラブなど2500店舗以上が加盟している東京都社交飲食業生活衛生同業組合は、都知事が緊急事態宣言発令前に名指しで利用自粛を求めたために加盟店の8割ほどが休業に追い込まれたとして、全国に先駆けて店舗の経営維持に必要最低限な補償を行うように陳情した。

そこで2020年4月、東京都は緊急事態宣言の期間、自粛要請に20日以上応じた中小および個人事業者に対して協力金として50万円、2店舗以上持つ事業者に対しては100万円を支給する「営業時間短縮等に係る感染拡大防止協力金（以下、協力金）」の創設を発表。都の補正予算として960億円が計上された。東京都以外の自治体も休業協力・事業協力の支援金を続々と創設した。

これに加え、国の制度として新型コロナの影響で売り上げが大幅に減った個人事業者や法人に対して、「持続化給付金」「家賃支援給付金」「一時支援金」「月次支援金」「事業復活支援金」等の支援が行われた。これまでに支給は延べ約1050万件で、計約8兆6400億円に上っている（読売新聞オンライン「コロナ給付金、不備ループ…審査厳しすぎ…再申請20回、存在しない記録要求も」2022年11月23日）。

「一生コロナ禍でもいいと思った」

東京都の協力金は、2020年4月から断続的に申請の受け付けが行われ、2022年3月まで19回にわたって実施された。支給額は申請時期によって変動し、多い月だとひと月で最大600万円になることもあった。また、2021年4月12日～5月11日実施分からは、売上高方式（日額4万～10万円）か売上高減少額方式（日額20万円を上限）のどちらかを選択することとなった。

いずれにせよ、自治体の協力金や国の支援金を活用すれば、営業時間短縮または休業していても、多額の収入が補償されたのだ。このおかげで、潤った飲食店経営者も多かった。たとえば、埼玉県で営業時間や酒の提供の制限が解かれ、協力金が終了することを報じた読売新聞の記事が、飲食店経営者の声として次のように伝えている。


「協力金でもうかった。正直、一生コロナ禍でもいいと思った」

県北部で居酒屋を経営する50歳代の男性は話した。「要請に従って県からもらう協力金のほうが、売り上げより多かった」という。

県は昨年12月以降、15期にわたって、営業時間の短縮要請などに応じた飲食店などに協力金を支払ってきた。支払われる金額も時期により異なったが、直近では中小事業者が経営する店には、前年か前々年の売上高に応じて1日あたり2万5０００円～7万5０００円だった。

男性の店は20席程度で、従業員1人を雇えば切り盛りできた。月々の家賃は約15万円。光熱費や水道代を入れても、1日2万5000円の協力金で不自由なく生活できた。その上、金銭的に余裕も生まれ、「手元に余った分は貯蓄に回し、最近は車の購入費用にも充てた」と打ち明ける。

男性によると、周辺の飲食店経営者も似たような状況で「中には制限の全面解除を快く思っていない人もいる」と声を潜める。（読売新聞オンライン「車を買った居酒屋経営者『一生コロナ禍でもいいと思った』…協力金で明暗」2021年10月26日）

不正受給の巣窟か

こうした濡れ手に粟《あわ》で協力金が、不正の呼び水にもなった。裏社会に詳しい作家の藤原良氏は、一部の人間が給付金バブルで莫大な利益を得たと語る。

「ある例で言うと、キャバクラやホストクラブのテナントが多く入居するビルの2フロアで営業していたオーナーが、表向きは休業として都に届け出て、裏では通常営業をしていました。これで協力金と合わせて数千万円の売り上げを出したわけですが、さらに営業実態のない空きテナントを休業しているように見せかけて協力金を手に入れていました」

また、前出のA氏も協力金バブルに群がる闇紳士の存在を明かす。

「店に飛び込んで来た若い男が、『自分は行政書士で協力金の支払いを支援するから契約しないか』と営業してきたことがあったんです。さすがに怪しいから名刺を渡すように求めましたが、『即決できなければ渡さない』と言い、帰って行きました。高齢の方など煩雑な手続きができない経営者を狙って営業して手数料を取るんでしょう。周りの経営者に聞いても、こういう輩が増えているなと思いました」

実際、東京都は2021年12月、飲食店への協力金を不正に受給したケースが33の店でおよそ8800万円分確認できたとして、違約金を含めて支給した倍の支払いを求めると公表した。また、2022年8月19日には複数の飲食店を経営する墨田区の経営者が、テイクアウトだけの店にもかかわらず営業実態があるように見せかけるなどして、協力金5907万1000円を不正に受け取ったことを公表。また同日、通常営業しているにもかかわらず協力金108万円を不正受給し逮捕された、北区赤羽の経営者の氏名と店舗名も公表した。

このように、すべての不正が放置されてきたわけではない。しかし、東京都の協力金申請に際しての提出書類で、営業実態を把握するために直近の光熱水費等の検針票、もしくは領収書の写しが求められるようになったのは2021年1月8日からだ。それまではメニューの提出などで許可が通っていた。急ごしらえの制度の不備が、このようなあぶく銭を得ようとした輩を生んだと指摘されても仕方ないのではないだろうか。

飲食店倒産は過去最高を記録

それに、すべての飲食店が平等に協力金や支援金の恩恵を受けられたわけではない。以前から少ない売り上げで回すことができていた小規模店は儲かったが、規模の大きな店ほど協力金や支援金では補い切れず、割を食うことになった。前出のA氏が語る。

「知り合いの居酒屋経営者は店をたたみましたよ。従業員がいるので人件費がかかりますし、毎日、高級な魚などの食材も仕入れる必要がある。家賃や光熱費といった固定費も高い。協力金だけでは、とても店を回せないわけです。協力金の恩恵を受けているのは複数の小規模店舗を持つオーナーか、1店舗を一人で経営しているような所だけじゃないですか？」

2021年3月18日、2回目の緊急事態宣言が発令中の東京都。小池都知事は新型インフルエンザ等対策特別措置法の営業時間短縮の要請に応じなかった27施設に対して、施設の使用制限（時短営業）の命令を下した。この27施設のうちの26施設が「株式会社グローバルダイニング」が運営する飲食店だった。

グローバルダイニングは東京都内を中心に飲食店を展開しており、新海誠監督のアニメ映画『君の名は。』で主人公がアルバイトをしているレストランのモデルになった「カフェ　ラ・ボエム」や、ブッシュ元大統領と小泉元首相の会談やクエンティン・タランティーノ監督の映画『キル・ビル』のセットのモデルとして有名になった「権八」など、有名店舗を抱えている。

しかし、経営状態が安定しているとは言えない状態だった。2007年12月以降は海外展開の不振、不採算店の減損処理などで赤字決算となることが度々だった。そこに2019年末から始まったコロナ禍が追い打ちをかけ、2020年1〜6月期の連結決算では、売上高が前年同期比47・7%減の24億円、最終損益が9億400万円の赤字を記録した。

グローバルダイニングだけではない。全国800社が加盟する日本フードサービス協会の2020年の年間外食産業市場動向調査結果によると、新型コロナウイルス感染症の影響で売上高は前年比15・1%減と、調査開始以来最大の下げ幅となった。業態別の売上高前年比ではファミリーレストランが77・6%、喫茶店が69・0%、ディナーレストランが64・3%、パブレストランおよび居酒屋が50・5%と、「コロナ禍によって業態間格差は拡大し、特に飲酒業態への影響は壊滅的で、深刻な事態」と報告。帝国データバンクの2020年の「飲食店の倒産動向調査」でも、飲食店事業者の倒産は780件と過去最多の数字を記録したと伝えている。

一日6万円では焼け石に水だった大規模店

そうしたなかで、2021年1月に2回目の緊急事態宣言が発出され、東京都からは「アルコール類の提供は午後7時まで」「午後8時には閉店」という要請に協力した飲食店に対して、店舗ごとに一律で一日6万円の計算で、186万円の協力金が支給されることとなった。

しかし、グローバルダイニング社長の長谷川耕造氏は一律給付の金額について、東洋経済オンラインのインタビュー（2021年3月28日）で「うちは規模としては大きいほうなので、一日6万円という協力金では、とてもではないが会社の存続にとってサポートになりえない」と答えている。

さらに国内のこれまでの新型コロナウイルス死者数が過去のインフルエンザ死者数と比べて少ないにもかかわらず、2回目の緊急事態宣言でも1回目と同じく厳格な営業時間の制限を飲食店だけに要請するのが納得できず、法律的にも要請に従う義務はないと考えていると主張した。多くの従業員が働き、都心の一等地での店舗運営に一日6万円給付では、赤字状態の会社にとって焼け石に水なのは明らかだ。

要請に法的な拘束力がないとなれば、生き延びるための選択肢は「通常営業」のみだ。

長谷川社長はＳＮＳで通常営業を続行すると報告しており、多くの人々に周知された。それが２０２１年３月18日に都が発表した、ほぼグローバルダイニングを狙い撃ちにした施設使用制限の命令につながったと思われる。

命令を受けたグローバルダイニングは結果として４日後に宣言が解除されるまで、午後８時までの時短営業を行ったが、３月22日に東京都を相手に、都が「緊急事態措置に応じないと強く発信するなど、他の飲食店の20時以降の営業を誘発するおそれがある」として長谷川社長個人のＳＮＳ発信を取り上げたことなどが違憲・違法であるとして１円×26店舗×時短営業を行った４日間の計１０４円の損害賠償請求を提訴した。

裁判は異例のスピードで進められ、２０２２年５月16日、東京都に過失はなかったとして請求は棄却されたものの、施設ごとの調査や審議が不十分で合理性に欠いた時短命令を下したことについては「原告に不利益処分を課してもやむを得ないといえる程度の個別の事情があったと認めることはできない」として都の判断が違法であったと認められ、グローバルダイニング側の実質勝訴の判決が出た。グローバルダイニングは控訴し、小池都知事の証人尋問を求めるなど徹底抗戦する姿勢だったが、「早期に判決を確定させることの社会的意義が大きいと判断」し、控訴を取り下げ第一審の判決が確定した。

グローバルダイニングが都の時短営業の要請に従わなかったことには賛否あるかもしれない。しかし、同じ額を一律給付するという制度設計の思慮の浅さが、飲食的の規模による差別的な扱いや死活問題を生んでしまったことは否めないだろう。

協力金の「原資」は国からの税金

東京都は百貨店など大型商業施設や飲食店への営業時間短縮・休業要請の協力金の捻出に、都の貯金にあたる「財政調整基金」を充ててきた。2019年度末に9345億円あった残高は、2020年度末に5327億円、2021年度末には3521億円にまで減少した（東京都「東京都の財政」2022年4月）。

とはいえ、これほど潤沢な財政を維持できているのは、政治・経済が一極集中する東京都だからだ。同じく緊急事態宣言対象県となった福岡県は2020年4月14日、休業要請に応じた事業者の支援策について「福岡県は非常に厳しい財政状況にある。東京都のように協力金を支給することはできない」として、地方創生臨時交付金の使用を検討していると発表した。

福岡県が触れた「地方創生臨時交付金（新型コロナウイルス感染症対応地方創生臨時交付金）」とは、緊急事態宣言が発令された2020年4月7日に臨時閣議で決定された緊急経済対策の一つで、内閣府のホームページによれば「コロナ対応のための取組である限り、原則、地方公共団体が自由にお使いいただくことができます」とされている。

2020年度は第一次、第二次、第三次の補正予算で合計4兆5000億円、2021年度は補正予算で6兆7969億円が充てられ、さらに予備費からも7度の追加支出が閣議決定され、総計で16兆3760億円にも上っている。

この一般には耳馴染みのない「地方創生臨時交付金（いわゆるコロナ交付金）」

が広く知られるようになったのは2021年4月、石川県能登町越坂《おっさか》の観光交流施設「イカの駅つくモール」に設置されたイカのモニュメント「イカキング」にまつわる報道ではないだろうか。

このモニュメントは建設費の約9割が交付金2500万円で賄われたとして、日本国内だけでなく、英国BBCなど海外メディアも取り上げげた。「コロナ対応のためのお金をどうしてこのようなものに使ったのか」と批判の声も上がったが、能登町は外部機関に依頼した「イカキング」による事業効果の検証報告を2022年8月29日に公表。その結果として石川県内での経済効果は6億円、マスコミで取り上げられた町の宣伝効果は18億円に相当するとのことだった。

16兆円超「コロナ交付金」の行方

このケースのように結果として、コロナによる地域経済へのマイナスの影響を軽減することにつながったものもあるのかもしれないが、用途がきわめてあいまいな使われ方をしている実態も明らかになっている。

会計検査院が2020年度の交付対象1788自治体のうち、989自治体（交付額およそ3兆4000億円）を抽出検査したところ、交付の趣旨に合わない不適切な支出が約7億3000万円あり、989自治体のうち56％は、国から求められていた事業効果の検証を行っていなかったことが明らかになった。

たとえば、水道料の減免を行った84自治体では、警察署などの公共施設の水道料も安くしていた。長野、山梨、愛媛3県と82市区町村では、借り入れをする中小企業の融資保証料などを補助する事業で、約5億4750万円の過大な支出があった。30市区町村が行った商品券の配布事業でも、住民が使わなかった約6700万円分を精算せず、事業費が過大になっていた（読売新聞オンライン「コロナ交付金7・3億円『不適切』…検査院調査、警察署の水道料減免など」2022年10月17日）。

イカキングの他にも、この地方創生臨時交付金を使って公用車を購入したり、自治体のイメージキャラクターの着ぐるみを制作したり、婚活イベントを実施した自治体もあった。そして、日本経済新聞社が全国815市区の2021年度決算を調べたところ、このようなデタラメな使い方もされた交付金によって、2020年度に比べ市区合計の黒字額は42％増の計約1兆8000億円になっていたのである。

感染拡大の諸悪の根源は飲食店だったのか？

本当に、これでよかったのだろうか。地方自治体や一部の飲食店は潤ったかもしれないが、民間の多くの事業者はコロナ自粛によって大きな痛手を受けたのだ。

東京商工リサーチが公表した2021年度の全国企業倒産件数（負債額1000万円以上）と負債総額は、倒産件数が前年度比16・5％減の5980件、負債総額が前年度比3・3％減の1兆1679億7400万円だったものの、「新型コロナウイルス」関連倒産は前年度比で53・2％増の1770件で、前年度（1155件）の1・5倍増と大幅に増加していた。

コロナ対策という名目で税金をジャブジャブつぎ込んだことが大きな不公平を生み、人々から真面目に働いて稼ぐというモチベーションや生きる意欲を奪ってしまっただけではないのか。前出のA氏がこう嘆く。

「個人事業主でも真面目な人もいれば、確定申告すらしたことのない奴もいっぱいいます。協力金をギャンブルやキャバクラで散財した、業務に関係のない高級車を買ったなんて話もよく聞きました。私もこんなにお金がもらえるなんて精神面でダメになると思っています。

これからかつてのようにお客さんが戻って来るかどうかもわかりません。お金をたんまりもらったから借金を清算して、店を閉めて地元に帰るなんて人も結構いました。退職金をもらったようなものですよ。これは小池百合子からの手切れ金なんですよ。東京オリンピックの汚職に比べれば飲食店に対する協力金なんてはした金だろ？　なんて言う人もいました」

そもそも、飲食店の営業時間短縮や休業要請がコロナの感染拡大抑止に効果的だったと言えるだろうか。

新橋でも北新地でも中洲でもいいが、飲み屋街に行ってみれば、第6波、第7波の最中も、夜はお客さんでいっぱいだった。ほとんどの店でアクリル板が取り払われ、マスク会食をしている人もまず見かけない。お互いに大声で飛沫を飛ばしまくっているが、そんなこととは無関係に感染の波は拡大し、そして収束した。

感染拡大の諸悪の根源のように名指しされた飲食店だが、本当にそうだったのか。莫大なお金をつぎ込んだ対策が本当に正しかったのか。このまま放置して検証されずに終わっていいわけがないだろう。

COLUMN⑤

全国に16兆円！・「地方創生臨時交付金」の行方

人口約380人の村に1億円

新型コロナウイルスの感染拡大を受け、政府は地域経済や住民生活を支援し、地方の活性化を図るため、「新型コロナウイルス感染症対応地方創生臨時交付金」（以下、コロナ交付金）を創設。令和2年度（2020年度）第一次～三次補正予算で4兆5000億円の予算が組まれた。コロナ対応のための取り組みである限りは原則的に地方公共団体が自由に使うことができるとされ、全地方公共団体にあたる1788自治体が応募した。その後の補正予算や予備費を含めると、2022年9月20日閣議決定分までの総額は16兆3760億円に上っている。

新型コロナの影響で最も経済が冷え込んだのは地方だといわれていただけに、経済活性化につながる施策として評価された一方、自治体によっては「ムダ遣い」「不適切な使い方」と住民から批判される事態が頻発。「自由に使っていい」という配り方はバラ撒きではないかとも指摘され、財政規模や人口に比べて配分額が大きすぎて自治体が交付金を持て余すという状況も少なからず見受けられた。

「NHKスペシャル」の報道によると、コロナ交付金の支給額は、2021年3月の時点で1位の横浜市が325億円、2位の大阪市が316億円、3位の札幌市が243億円と大都市が上位となったが、新型コロナ感染者数の多さからくる対策の必要性、自治体の規模、住民数を考えると決して十分とは言えない。

一方、人口約3700人の徳島県牟岐町《むぎちょう》に3億6000万円、人口約6000人の静岡県松崎町に4億3000万円、人口約380人の長野県平谷村《ひらや》に1億円など、新型コロナ感染者がほとんど出ていないうえに交付額が財政規模の10%以上に上っている自治体もあった。精査している時間がなかったことに加え、不公平感をなくすために感染者数の多寡を度外視したという事情もあり、必要以上と思われる交付金が支払われた印象は否めない。

1980年代末の竹下登政権下で「ふるさと創生事業」が実施された際、全国の市町村に1億円が一律で配られ、いきなり手にした大金を持て余した町や村が純金のこけしや、純金のカツオ像を制作したり、1億円分の〝触れる金塊〟をレンタルしたりと成金趣味を地で行く使い方をしてひんしゅくを買った。1億円でトイレをつくったり、村営のキャバレーや日本一長い滑り台をつくったりと珍事業も乱立。コロナ交付金は、まさしくその二の舞のような状況となってしまったようだ。

高級車、土偶のレプリカ、サウナ

福井県では、対象期間中に入籍した夫婦を対象に総額約9000万円をかけて、ウエディング動画や打ち上げ花火のイベントをプレゼントしたほか、5万円分のカタログギフトを贈呈。カタログギフトのメニューには「2次会でのシャンパンタワー」「頭皮環境改善スパ」などがあったが、これらと新型コロナ対応との関連性はまったくわからない。

人口約5万人の広島県三次市《みよし》は、コロナ交付金から約1600万円を使って公用車10台を新車に入れ替えた。三次市にはマツダの事業所とテストコースがあり、従業員も多く住んでいることから支援のために購入したという。だが、新型コロナ対応のための交付金が特定の企業を支援するために使われ、住民の生活とまったく関係ない公用車の新調という目的に充てられたことに疑問の声が集中した。同じく、長崎県川棚町《かわだなちょう》でも町長ら幹部の出張用として約385万円でトヨタの高級ミニバン「アルファード」を購入。町側は「感染リスクを下げるため」としたが、こちらも住民たちにはまったく還元されていない。

また人口約5000人の山形県舟形町《ふながたまち》では、コロナ交付金から649万円を使って土偶のレプリカを制作した。同町は国宝に指定されている縄文時代の土偶「縄文の女神」が出土したことで知られ、至る所にレプリカが展示されるなど町のシンボルになっている。本物は山形市の県立博物館に収蔵されているが、コロナ禍によって町民が見学に行く機会が失われているとして、実物とまったく同じ高さ45センチ、重さ約3キロのレプリカ2体をつくったのだという。だが、どう考えても土偶と新型コロナ対応は結びつかず、中央公民館などに展示されたレプリカに興味を示す人もそれほど多くないようだ。

大分県佐伯《さいき》市（人口約6万7000人）では、人気の道の駅の温浴施設に交付金から約1124万円を使ってサウナを増設。従来のサウナが3密対策で利用者数を制限したことで利用待ちの列ができたため、混雑回避のために若い世代に人気のロウリュができるフィンランド式サウナを新たに導入したという。ある意味ではコロナ対応と言えなくもないが、当然ながら誰もがサウナを利用するわけではない。サウナ利用者からは歓迎の声が上がった一方、サウナを使わない住民からは「税金のムダ遣い」「交付金でサウナを増築したことすら知らなかった」などと厳しい意見が寄せられた。

町営グラウンドの整備用トラクターを購入

人口約8000人の三重県御浜町《みはまちょう》には、NHKの「〝コロナ予算〟スペシャル記事」によると町の財政規模51億円の10％にあたる5億1000万円が交付され、そのうちの360万円を使って町営グラウンドの整備用トラクターを購入した。それまでは芝刈り機を整備に使っていたそうで、アフターコロナを見据えて「整備が行き届けば利用者が増えて経済の活性化につながる」との目算で専用のトラクターを買ったそうだが、コロナ交付金の費用対効果や適切化を検討している財務省主計局の会議で「コロナ対応と関連性がわかりにくい事業」の例として挙げられてしまった。また、同町では交付金から370万を使って農産物直売所にシャッターを取り付ける工事をしたが、売り場を拡大して密集を避けるためという名目ではあるものの、こちらもコロナ対応と関係があるのかどうかは微妙なラインだ。

青森県の蓬田村《よもぎたむら》は人口約2600人の小さな村だが、コロナ交付金は2億4000万円に上り、そのうちの約960万円をかけて畑の作物を食い荒らすサルなどの有害動物を捕獲するためのワナなどを整備した。動物がワナにかかると役場の担当者のもとに自動でメールが届くハイテク仕様で、農家と担当者の接触機会が減ったことで「感染拡大防止に役立った」としているが、普通に考えれば「動物を捕まえるワナとコロナ対応にどういう関係が……」と疑問視されても仕方ないだろう。

同じく青森県で珍スポットの「キリストの墓」があることでも知られる新郷村《しんごうむら》（人口約2200人）は、2億4100万円の交付金のうち約5700万円を使って村の観光施設にあるテニスコートを改修したほか、コテージを整備するなどした。村側は「コロナ終息後を見据えて観光客の誘致を図るため」としているが、もはやコロナ対応との関連性を見出すのが難しいレベルで、「とりあえず交付金を申請して、大金が入ったのでとにかく使ってみた」感が否めない。

また山形県長井市（人口約2万5000人）は、競技用けん玉の生産量日本一を誇ることから、緊急事態宣言による外出自粛生活の運動不足解消などを目的として、抽選で1000人にけん玉をプレゼント。けん玉の技をレクチャーする動画も制作し、アンケートに答えた応募者のうち100人に米沢牛を贈る大盤振る舞いをした。費やされたコロナ交付金は約486万円だったが、市民以外も対象としていたことで「住民に還元されていない」「けん玉で運動不足解消になるのか」といった疑問の声が相次いだ。せっかくの交付金が「けん玉プレゼント」に化けてしまうあたり、地方の残念な町おこし特有のトホホ感がきわめて強い。

税金で運営されている施設を税金で支援？

一見すると住民たちのためになっているような使い道でも、後に「不適切」だと判断されてしまう事例もあった。会計検査院が2022年10月に発表したところによると、調査した293市町村が230億円超のコロナ交付金を使って住民の水道料金を減免し、上下水道の基本料金を数カ月にわたって無料にした自治体もあった。コロナ対応との関連性があるのかどうかはなんとも言えないところがあるものの、ライフラインの料金サポートは間違いなく住民の生活の助けになる施策だ。ところが、そのうちの84市町村が警察署や刑務所などの公的機関の水道料金まで減免し、1億1616万円の交付金を充てていた。税金で運営されている施設を税金で支援するというトンチンカンなもので、当然これでは「コロナ禍で疲弊した市民生活を支援する」という事業目的に合わない。

住民に商品券を配布した自治体も多かった。こちらも通常なら住民の支援となるもので、会計検査院が調査した8県596市区町村では、店舗との換金業務を地元の商工会などに委託するシステムをとっていた。これらの自治体は発行分の概算額を商工会に前払いするなどし、交付金から598億円超を充てていた。ところが、このうち30市区町村で未使用のまま期限が過ぎた商品券の前払い分を商工会側が保管し続け、計6695万円が滞留した状態になっていた。同じく、中小企業向けの信用保証料補助や利子補給事業でも滞留が明らかになった。融資を受けた企業が繰り上げ返済をした場合などは資金を自治体から国へ返還させるべきだったが、3県82市区町村で計5億4750万円が未返還のままだった。

石川県能登町「イカキング」の奇跡

一方で「ムダ遣い」と猛批判されたものが一転、全国から称賛を浴びたケースもあった。人口約1万5000人の石川県能登町では、日本有数のイカ釣り漁港であることをアピールするために巨大スルメイカ像「イカキング」を製作した。全長13メートル、幅9メートル、高さ4メートルの大きさで、製作費2700万円のうち、コロナ交付金8

億円から2500万円を充てた。当然ながら住民から「なんでコロナ対応のためにイカの像をつくるのか」と疑問の声が集まり、テレビ、新聞、ネットなどでも「ムダ遣い」の象徴として大きく取り上げられ、英BBC放送など海外メディアまで駆けつけた。

しかし、連日メディアで報じられたことで「イカキング」が置いてある観光交流施設に観光客が殺到。町の公募に応じた経営コンサルタントの検証によると、2022年7月までの経済効果は製作費の約22倍となる6億372万円、全国での宣伝効果は約18億円に上ると算出された。これによって、それまでの猛批判がウソであったかのように地元や全国から絶賛されることになった。ただ、これはレアケースであり、「ムダ遣い」と批判されたものが称賛に転じた事例はほとんどない。

今後、会計検査院などによって全国にバラまかれた兆単位のコロナ交付金の使い道についてさらなる検証が進められていくことになるだろうが、想像するだけでも恐ろしい規模の税金がムダ遣いされていることを知っておくべきだろう。

第七章　「5類」引き下げへの壁

結核やSARSと同等の「2類感染症」相当

「専門家等の意見も聞きながら、最新のエビデンスに基づき、総合的に早期に議論を進めていきたい」

２０２２年11月29日の記者会見で、加藤勝信厚生労働大臣が新型コロナウイルス感染症（新型コロナ）の位置づけについて、現在の「２類相当」から、季節性インフルエンザと同じ「５類」に見直すことについて、議論を進めると述べた。

２０２２年12月上旬現在、新型コロナは感染症法の「新型インフルエンザ等感染症」という特別の位置づけをされており、結核やＳＡＲＳ（重症急性呼吸器症候群）と同等の「２類感染症」相当の強い感染対策を求められている。

２類相当とされていることによって、国や自治体は感染者に対して、外出自粛要請、就業制限、入院勧告といった措置をとることができる。入院先も指定医療機関となり、検査や治療にかかった費用は全額が国の負担となる。

しかし、２類相当のままだと、実態に合わないという指摘が以前からあった。コロナ陽性者が出ると、医療機関は保健所に届け出る必要がある。そして重症化リスクのある患者が出たとしても、入院施設のないクリニックなどでは保健所の指示があるまで入院先を確保することができない。それにより、早期に適切な治療が受けられず、病状が悪化する患者がいると臨床現場から声が上がっていた。

また、2類相当であるがために、保健所も人手が足りないなか、患者との連絡や濃厚接触者の追跡、入院医療機関や療養先の確保などに追われた。そのために業務が逼迫して、かえって混乱を招いた。2022年に入ってから濃厚接触者の調査は簡略化され、事実上、保健所の介在はかなり縮小されている。

そして、コロナ病床を持つ医療機関も、感染の波が拡大するたびに、押し寄せる患者の対応に追われ逼迫した。本当に入院の必要な患者ばかりならいいが、とくに重症化率の低いオミクロン株が主流になってからは、介護施設から入院してきた高齢者などで病床が埋まり、隔離状態となり体が動かせないために、かえって衰弱させてしまうような実態があった。さらには、そうしたコロナ患者の対応に病床と人手を取られるために、脳卒中や心筋梗塞など一刻を争う急病の対応が十分にできなくなっているという声もあった。

つまり、コロナを2類相当のままにしていると、本当に必要な医療を提供することができず、重症化リスクのあるコロナ患者だけでなく、他の病気の患者の命すら脅かされると指摘されてきたのだ。しかも、2類相当から5類へ格下げすべき（あるいは、感染症法の位置づけから外すべき）という声は、国内でパンデミックが始まった2020年の早い時期から上がり続けてきたのである。

5類引き下げに抵抗を示す日本医師会

2020年9月に安倍晋三首相（当時）が退陣する直前にも、2類相当から5類に見直すという意向が官邸や厚労省から伝わっていた。事実、2020年8月28日の新型コロナウイルス感染症対策本部（第42回）で、安倍首相は次のように語っている。

「まず第一に、医療資源を重症者に重点化する観点から、感染症法に基づく権限について見直しを行います。現在、結核やSARS（重症急性呼吸器症候群）といった2類感染症以上の取扱いとなっている新型コロナについて、保健所や医療機関の負担の軽減、病床の効率的な運用を図るため、政令改正も含めて運用見直しを検討します」

　しかし、安倍首相が退陣すると、2類相当から5類への見直しの議論は不可解なことに、いつの間にか雲散霧消してしまったのだ。そこには、2類相当から5類へ引き下げることに抵抗する勢力があったからではないかといわれている。

　その一つが、日本医師会ではないか。たとえば、冒頭の加藤厚労大臣の発言に対しても、日本医師会は、すぐさま「抵抗」の意思を示した。大臣の会見の翌日（2022年11月30日）、日本医師会が記者会見を開き、釜萢《かまやち》敏《さとし》常任理事は次のように述べている。

「新型コロナウイルス感染症独自のものとして扱って最も適切な対応方法を新たに組み直すというほうが、単に5類として扱うというよりはより適切なのではないか」

「公費の負担を大幅にやめることは反対だ」

　つまり、コロナの特別扱いをやめて、普通の風邪や季節性インフルエンザなどと同じように保険診療とするのには反対だという意味だ。保険診療になると、医療費の一部が患者の自己負担（年齢等によって1〜3割）となる。そう聞くと、コロナの治療費は公費負担のままがいいと思う人が多いだろう。

しかし、第四章や第五章で詳述したとおり、医療機関にはコロナ診療に伴う診療報酬の加算や補助金・支援金が湯水のようにつぎ込まれている。そして保険診療になってしまうと、それらのお金がストップしてしまう。そうなると、せっかく黒字転換している病院経営が、以前のようにギリギリの状態か赤字に戻ってしまいかねない。だから、臨床現場から弊害が指摘されていても、特別な感染症の位置づけから外されたくないのではないか……釜萢常任理事の発言を聞く限り、そう思われても仕方ないのではないだろうか。

ワクチンだけでなく治療薬も大量の在庫

コロナが5類へ引き下げられることを歓迎しない勢力は他にもある。たとえば、ワクチンメーカーやコロナ治療薬を販売する製薬会社だ。

第三章で詳述したとおり、政府は全国民が7〜8回も接種できる量のワクチンをすでに確保しているが、そのうちの4割弱しか使われておらず、大量に在庫が余っている。それだけでも問題なのだが、実はこれにとどまらず、国はコロナ治療薬も製薬会社から大量に買い取って、余らせている。

たとえば、２０２２年2月10日に薬事承認されたファイザー社の「パキロビッド（一般名・パクスロビド）」は２００万人分、同年8月18日に薬価収載されたＭＳＤ社の「ラゲブリオ（一般名・モルヌピラビル）」は１６０万人分がすでに購入されている。しかし、同年10月25日時点で、パキロビッドは5万人分しか使用されておらず残数量が１９５万人分、ラゲブリオも62万人分しか使用されておらず98万人分が余っている。

他にも、アビガン（富士フイルム富山化学）、ベクルリー（米ギリアド・サイエンシズ）、ロナプリーブ（中外製薬）、ゼビュディ（グラクソ・スミスクライン）といったコロナ治療薬が備蓄されており、その予算措置として1兆４６９１億円が確保されている（財務省財政制度等審議会財政制度分科会提出資料「社会保障」２０２２年11月7日）。

それらの薬も本当に必要な量が買い取られ、無駄なく使われているなら問題はないかもしれない。しかし、財務省の資料は次のように指摘している。

「これまでは新しい治療薬がでる度に感染拡大時に備えて大量に購入してきたが、足元では治療薬の8割程度が残っており、これらは順次使用期限が到来する」

つまり、このままでは使用期限が来て、捨てざるを得なくなるのだ。

なぜ、これほど多くの薬が使われずに残っているのか。それは、そもそもこれらの治療薬を使う対象となる患者が少ないからだ。

たとえばパキロビッドは、軽症~中等症を対象としているが、60歳以上で肥満、喫煙者、基礎疾患などがある重症化リスク因子のある患者しか使えない。一方で、血圧や心臓の薬、睡眠薬など、多くの薬と併用禁忌（一緒に使えないこと）となっている。このため、さまざまな薬を飲んでいるケースが多い高齢者には使いにくいのだ。

また、ラゲブリオも軽症~中等度1対象で、やはり重症化リスクのある患者が対象となっている。ただし、嘔吐、下痢、じんましんなどの副作用が報告されており、高齢者ではこうした症状が出やすい。この薬は5日間、経口投与する必要があるが、途中で中止せざるを得ない患者も多いという。

そもそも、オミクロン株が主流になってから、発熱やのどの痛みなどの症状に悩まされる人が多かったが、大半が軽症で、せいぜい解熱鎮痛剤を出すだけでコロナ治療薬は不要というケースばかりだった。つまり、こうした薬を本当に必要とする患者がいたとしても、ごく一部なのだ。

にもかかわらず、2022年11月22日、さらに新たなコロナ治療薬「ゾコーバ（一般名・エンシトレルビル）」（塩野義製薬）の製造販売が緊急承認された。実は、この薬の緊急承認には紆余曲折があった。

厚労省が承認前に塩野義と購入契約を締結

2022年7月20日に開かれた厚労省の薬事分科会などの合同会議で承認の可否について審議が行われたが、「ウイルス量を減少させ、重症化予防効果は推定できる」とする意見が出た一方で、「胎児に影響が出るおそれがあり妊娠の可能性のある女性や慢性疾患のある高齢者は服用できない」といった意見や「オミクロン株の症状に本当に効果があるのか」などと効果を疑問視する指摘が相次いだのだ。

そのため「有効性が推定されるという判断はできない」などとして、承認はいったん見送られ、継続審議となった（NHK「コロナ飲み薬 塩野義製薬『ゾコーバ』有効性や副作用 承認の可否は」2022年7月21日）。

にもかかわらず、不可解なことに同年7月19日、厚労省は塩野義製薬と100万人分の購入契約を先に締結していた。しかも、厚労省は承認前の2022年11月15日に、自治体向けのゾコーバについての説明会まで開いていた。つまり、承認されることが前提で予算が充てられ、準備も進められていたのだ。

これについて、2022年11月24日の参議院厚生労働委員会で、立憲民主党の川田龍平議員が質問をしたところ、厚労省の佐原康之健康局長が次のように回答している。

「ご指摘のように承認前に都道府県に対しましては説明会を実施していますけれども、これはあくまで承認をした場合の対応ということでございまして、一定の仮定を置いたうえで説明させていただいたものでございます」

これに対して、川田議員は次のように反発している。

「承認前に買うことを決めている時点でおかしいと思いますし、こういった今の政府のやり方、薬事行政として、承認する機関として、本当に問題ですよ。日本で承認した薬が世界で使われなくなってしまうかもしれません。ほんとうにそれくらい承認制度の危機があるということを認識していかれたほうがいいと思います」

憤りは当然だ。川田議員は血友病の治療のために投与された輸入血液製剤によってHIVに感染した「薬害エイズ」の被害者だ。薬害エイズをはじめ過去の薬害の反省を踏まえて、医薬品を承認するにあたっては、慎重に時間をかけて安全性や有効性をチェックする仕組みが構築されてきたはずなのだ。それがコロナ禍になって、一気に蔑《ないがし》ろにされてしまった。

ゾコーバをめぐる不可解な「優遇」

いずれにせよ、国、厚労省は、まともに安全性、有効性をチェックする気などなく、最初から製薬会社からワクチンや薬を買うことを決めていたのではないか。

とくに塩野義製薬は、初の国産コロナワクチンの承認を目指しているが、ファイザー、モデルナなど海外メーカーに遅れをとってしまったうえに、回数を重ねるたびに接種率が下がり、国民の「ワクチン離れ」が進んでいる。つまり、塩野義製薬は、数百億円にもなる巨額な開発費を回収できるかどうか不透明な状況にある。それを考えると、今回のゾコーバをめぐる不可解な「優遇」は、塩野義製薬を救済するためだったのではないか。そう思わざるを得ないのだ。

そもそも、承認申請のために行われた治験で、ゾコーバはコロナの症状を8日間から7日間に短縮する程度の効果しか認められなかった。軽症患者にも使えることから、コロナをめぐる状況を変える「ゲームチェンジャーになり得る」と期待する声もあるが、一方でオミクロン株が主流になって重症化率がインフルエンザ以下になったにもかかわらず、本当にこの薬が必要なのか――疑問視する医師も少なくない。

その後、2022年12月13日に加藤厚労大臣はゾコーバを新たに100万回分追加購入の契約を行うと発表した。

ちなみに、インフルエンザの治療薬である「タミフル（一般名・オセルタミビル）」も、その症状が出ている期間を半日から1日程度短縮するほどの効果しかない。それが、あたかも「特効薬」であるかのように思い込まされて、多くの人に使われているのが現実だ。さらに言えば、タミフルが登場した頃（2001年承認）、世界の消費量のおよそ7割が日本国内で使われていることも問題となった。

公的医療保険制度が充実していない米国では、タミフルのような薬は気軽に使うことができない。欧州諸国でも、インフルエンザにはほとんど薬は処方せず、水分を十分に摂って静養するように言われるのが一般的だ。それに対し、国民皆保険制度が敷かれている日本では、医療費の負担が軽く、薬を気軽に処方してもらえる環境にある。そのせいか、多くの薬をもらうことに抵抗のない人が多いが、窓口負担が軽いだけで現役世代は多額の保険料を支払わされていることも理解するべきだろう。

それに、効果が乏しい一方で副作用もあるだけでなく、乱用すれば耐性ウイルスが生まれて、いざという時に使えなくなるおそれもある。実際、塩野義製薬のインフルエンザ治療薬「ゾフルーザ（一般名・バロキサビル マルボキシル）」は、他の治療薬に比べて高い確率で、薬の効きにくい耐性ウイルスが出現することが発覚し、問題となった。

耐性ウイルスの問題はゾフルーザだけでなく、コロナのワクチンや治療薬でも起こり得る。有効性と安全性、そして費用対効果についても疑問があるにもかかわらず、日本はワクチンや薬といった医療に頼りすぎではないか――そのことも猛省する必要があるだろう。

厚労省アドバイザリーボードのメンバーがファイザーに転身

そして、次のような疑問も浮上している。実は、政府や医学界の中枢にワクチンメーカーと関係のある人物が深く関わっているのだ。２０２２年12月１日の参議院予算委員会で、日本維新の会の柳ヶ瀬裕文議員が次のように政府を追及した。

柳ヶ瀬議員　ワクチンの是非を問う分科会等が、信頼がおけないという疑義が今あがっているわけであります。政府の、厚生労働省のアドバイザリーボードのメンバーであった方が、ファイザーに転身をされたと。つい最近の出来事でありますす。それから、このワクチン分科会のメンバーの中には、5年間、ファイザーの統括部長をされてきた方も入っていると。これ、利益相反じゃないですか?

これに対して、加藤厚労大臣は次のように答弁した。

加藤大臣　厚労省の審議会においては、参加規程等を踏まえて、調査審議されるワクチンの製造販売業者等々の間で特別の利害関係が判明した委員については審議または議決に参加させない等の対応を取っているところであります。特別の利害関係というのは、たとえば、ワクチン製造販売業者の職員または役員であること、あるいはそこから過去3年の間に寄付金を受け取っている。まぁ、こうした事情でありますけれども、今ご指摘のあった委員等については、審議会の開催当時、委員からの申告内容から、企業との特別の関係がなかったことを確認しております。また当該審議会の議論の結果やそれを踏まえて実施した予防接種政策の公平性、正当性は損なわれていないものと考えております。

また、アドバイザリーボードの話がございましたが、アドバイザリーボードの役割は、新型コロナウイルス感染症対策を円滑に推進するにあたって必要となる医療・公衆分野の技術的専門的な実行について厚労省に必要な助言を行うということで、特定のたとえばワクチンの製品等に関する審査・審議等を行う場所ではございません。また、当該委員はファイザー社に入社して以降、アドバイザリーボードには参加にしておりません。そうしたことから問題はないと考えております。

柳ヶ瀬議員　私は問題があると思いますね。過去5年間ファイザーの部長をやっていた方がワクチン分科会にいらっしゃる。そのワクチン分科会の中で、特に小児に（接種の）努力義務を課すという時に、努力義務を課さなくてどうするんだということで、私はこの方の発言を追ってますけれども、かなり偏った発言だなと私は感じるわけであります。こういう、外形的に見て、利益相反に見えるような、ワクチン分科会等の議論が、国民の信頼を得られるのかどうなのかということですよ。そして、健康被害がこれだけ出ているということ。総理、ワクチン分科会のあり方をぜひ検討していただきたいと思いますが、いかがでしょうか。

接種歴不明者を「未接種」に分類

ファイザーに転身したのは、厚生労働省新型コロナウイルス感染症アドバイザリーボードの構成員だった元国際医療福祉大学医学部公衆衛生学・同大学院医学研究科教授の和田耕治氏だ。2022年8月にファイザー株式会社ワクチンメディカルアフェアーズ部長に就任した。

加藤厚労大臣は「特定のワクチンの製品等に関する審査・審議等を行う場所では

ない」と答弁しているが、アドバイザリーボードはコロナ陽性者の登録システム「HER－SYS」のデータを使ってワクチン接種回数別の陽性率や死亡率と未接種者のそれらとを比較した分析結果を公表してきた。そして、政府はその分析結果を、ワクチンが有効で国民に接種を勧奨する根拠の一つとして利用してきた。

しかし2022年5月、HER－SYSのデータで接種歴不明者を「未接種」に分類していた問題が発覚。未接種から接種歴不明を除いて、2022年4月11日の各週分から集計・分析し直したところ、それまで圧倒的に高かった未接種者の陽性率が、2回接種者とほとんど差がなくなった。それどころか、40代、60代、70代は、未接種者より2回接種者のほうが陽性率が高いという逆転現象まで起きてしまった。

接種した人たちが多く含まれ得る接種歴不明者を意図的に未接種者に分類して、ワクチンに効果があるかのように見せかける不正があったのかどうかは不明だが、そのデータを見て「ワクチンには効果がある」と信じた人も多かったのではないだろうか。しかし、アドバイザリーボードの構成員の誰も、そのずさんなデータを国民に示した責任を取ってはいない。そしてその中に、のちにファイザーに転身する和田氏もいたのである。

元ファイザー社臨床開発統括部長

そしてもう一人、ワクチンを推奨すべきかどうかなどを審議する厚労省の厚生科学審議会予防接種・ワクチン分科会に、2022年12月5日現在も所属しているのが、元ファイザー社臨床開発統括部長を務めていた川崎市健康福祉局医務監・川崎市立看護短期大学長の坂元昇氏である。坂元氏は1990年から、川崎市に入庁する1995年までファイザー社に所属していた。

前述の柳ヶ瀬議員も指摘するように、坂元氏はワクチン分科会で、乳幼児や子どものコロナワクチン接種に関して、努力義務を課す必要性を繰り返し述べている。たとえば、2022年8月8日の第34回同分科会でも次のように発言している。

坂元委員 私も、この努力義務を外すというときの委員会も見ていると、参加した委員の方が、積極的に外そうという議論ではどうもなかったような感じがするのですね。努力義務というのに対して、何か過大な思いがちょっとあると思います。我々市町村としては、意外だったのが、努力義務が今までそんなに議論になったこともないし、努力義務はついているけれども、市町村が対象者に打ってくれと強制した覚えもありません。そういうことから、現場の人間としては、この議論はちょっと意外な感じを受けたのです、これが、すごい真剣な議論になってしまったという意外性です。決定的に安全性に問題があるとか、安全性のデータがほとんどないというなら分かるのですけれども、例えばそれは妊産婦を外したときですね。今回はそうでもなかったので、ただ、外したことの議論があまりにも真剣に見られ過ぎて、親御さんに何か不安なワクチンではないかというイメージが伝わったかもしれない、私はちょっとネガティブな印象をもたれたと思います。

それと、データを見ても、ほかの年齢層とこの年齢層（筆者注：5～11歳）に、このワクチンで何か決定的に問題があるとは思いません。むしろ、もうちょっと上の年齢層のほうが、稀ですが心筋炎が出たりして課題がないわけではない。

でも、そこも努力義務を課しているということは、年齢層間を見たときに、ここをあえて努力義務を外すというのは、あまり整合性が取れないことと、ネガティブな印象が伝わってしまうということかと思います。

それから、努力義務というのは一つは考え方なので、御本人に努力義務があるということは、例えばその保護者を雇われている方は、その努力義務を尊重しなければいけないから、休みをあげたりとか、むしろ積極的にそういう使い方をして、御本人に努力義務があるのだから、会社は休みを与えて当然でしょうみたいな、むしろ、打ちやすい環境を整えていくという意味で、この努力義務が使われるべきで、決して御本人に強制とか、打たなければ駄目だよとか、そういうニュアンスではないということを御理解していただいて、私は、努力義務を課すことに賛成いたします。

以上でございます。

行政と製薬業界は「回転ドア」でつながっている？

坂元委員も指摘しているとおり、予防接種法に基づく「努力義務」とは、接種するように努めなければならないというもので、「義務」とついているものの「強制」ではない。とはいえ、「義務」と書かれていれば、打たなければならないものと思う人が多いだろう。そのため、乳幼児や子どもに対する接種の議論が始まると、コロナワクチンに慎重な医療従事者や保護者などの間から、努力義務化に反対の声が上がった。

しかし、先ほど引用した議事録を読めばわかるとおり、坂元委員は、努力義務を外すとコロナワクチンにネガティブな印象を持たれかねないと主張し、乳幼児や子どもへのコロナワクチン接種についても努力義務を課すべきと主張し続けた。

その是非は別としても、坂元委員は当該のワクチンメーカーに勤めていた人物だ。柳ヶ瀬議員も指摘するとおり、そのような人が、政令指定都市の医療政策に関わる重要なポジションに就いていると同時に、ワクチンの是非を問う重要な審議会に参加していること自体、この国のコロナ政策の中立性・公平性を疑われても仕方ないのではないだろうか。

実は、こうした問題は日本に限ったことではない。米国では薬の承認審査を行うＦＤＡ（米国食品医薬品局）の長官を務めていたスコット・ゴットリーブ氏が、退任後にファイザー社の取締役に就任している事実がある。そして、彼以外の元ＦＤＡ長官も、ワクチンと関わりの深い製薬企業の幹部に迎えられている。

米国の感染症対策を担うＣＤＣ（米国疾病予防管理センター）やＷＨＯ（世界保健機関）も、製薬会社との人事交流が盛んであることが指摘されており、政府機関と製薬会社を行ったり来たりする実態は「回転ドア」という言葉で揶揄されている。そして、こうした政府・行政と製薬業界との「癒着」と言わざるを得ないような実態が、日本でも深く、密かに進行しているのではないか。そう思わざるを得ないような事実が、次々と明らかになっているのだ。

ファイザー社取締役が東京都教育委員会委員

たとえば、ファイザーの取締役執行役員で同社の炎症・免疫部門長を務める宮原京子氏は現在、文部科学省の初等中等教育分科会の臨時委員、同省デジタル教科書の今後の在り方等に関する検討会議の委員、東京都教育委員会委員などに就任している。小学生や中学生に予防接種教育を行うことの是非が議題に上がった場合、宮原氏は中立公正な意見を言っていると我々は思えるだろうか。

また、モデルナ日本法人の初代代表取締役社長を務める鈴木蘭美《らみ》氏は、2022年4月に東京大学経営協議会学外委員に就任している。それによって、東京大学の医学研究にモデルナ社が影響を与え得るかどうかは定かではない。しかし、mRNAワクチンの新興企業であるモデルナ社にとって、日本の最高学府に足がかりを築く第一歩になっていることは間違いないだろう。

製薬会社の〝浸食〟は、こうしたことにとどまらない。たとえば2022年11月5～6日に福岡で開催された日本小児感染症学会では、「小児における新型コロナウイルス感染症」と題するランチョンセミナーをモデルナが、「疾患や治療により免疫不全状態にある小児へのワクチン接種」と題するランチョンセミナーをファイザーが同学会と共催している。モデルナは2022年12月7～9日に開かれる第51

回日本免疫学会学術集会で、「未来の免疫学」なるイブニングセミナーも共催している。

ランチョンセミナーやイブニングセミナーというのは、要は製薬会社が提供する弁当や軽食を食べながら、学会で偉い先生の話を聞く会のことだ。小児感染症学会の学術集会のホームページにはご丁寧に、当日の弁当のメニューまで写真付きで紹介されている。各学会は製薬会社からさまざまな金銭的・物的・人的なサポートを受けている。そうしたなかで、ワクチンに批判的な意見を強く主張できる環境をつくることができるだろうか。

他にも大学医学部には、製薬会社から研究費や寄付金が、また教授や部長など地位のある医師たちには、講演料・監修料等の名目で、多額の金銭が提供されている。その実態は拙著『医療ムラの不都合な真実』（宝島社新書）に詳しく書いた。ぜひ参照していただきたい。

テレビではモデルナ、ファイザーのCM

このように、政府、製薬会社、医学・医療界は、コロナ利権の強固なトライアングルを形成している。国民がコロナの感染対策に強く疑問を持たない限り、コロナ利権は消えることがないだろう。だが、反対に国民の大半がコロナ騒ぎの茶番に気づけば、このコロナ利権は一気に消えてしまう。だからこそ、臨床現場から「2類相当から5類へ」という声が上がっても、潰され続けてきたのではないだろうか。

そして、こうした状況でも、テレビ、新聞はダンマリだ。テレビでは2022年10月から、モデルナとファイザーのCMが流れるようになった。新聞もファイザーやワクチン接種に関する政府・自治体の広告を掲載してきた。彼らにも、コロナワクチンを強く批判できない理由があるのだ。

テレビや新聞だけを見ていても、コロナ利権の深層にたどり着くことはできない。国民の多くがこの茶番に目覚めない限り、彼らは甘い汁を吸い続けるだろう。

鳥集 徹（とりだまり・とおる）
1966年、兵庫県生まれ。同志社大学文学部社会学科新聞学専攻卒。同大学院文学研究科修士課程修了。会社員・出版社勤務等を経て、2004年から医療問題を中心にジャーナリストとして活動。タミフル寄附金問題やインプラント使い回し疑惑等でスクープを発表。『週刊文春』『女性セブン』等に記事を寄稿してきた。15年に著書『新薬の罠　子宮頸がん、認知症…10兆円の闇』（文藝春秋）で、第4回日本医学ジャーナリスト協会賞大賞を受賞。他の著書に『医学部』（文春新書）、『東大医学部』（和田秀樹氏と共著、ブックマン社）、『新型コロナワクチン 誰も言えなかった「真実」』（宝島社新書）、『コロナワクチン 失敗の本質』（宮沢孝幸氏と共著、宝島社新書）などがある。

宝島社新書

コロナ利権の真相
（ころなりけんのしんそう）

2023年1月20日　第1刷発行

著　者　鳥集 徹＋特別取材班
発行人　蓮見清一
発行所　株式会社 宝島社
〒102-8388 東京都千代田区一番町25番地
電話：営業 03(3234)4621
編集 03(3239)0646
https://tkj.jp
印刷・製本：中央精版印刷株式会社

Printed in Japan
ISBN 978-4-299-03615-5